国医堂养生百草

利水渗湿药 收涩药 消食药

张瑞贤 紫轩 主编

广西科学技术出版社

图书在版编目（CIP）数据

国医堂养生百草. 利水渗湿药、收涩药、消食药 / 张瑞贤，紫轩主编. — 南宁：广西科学技术出版社，2016.3
ISBN 978-7-5551-0458-2

Ⅰ. ①国… Ⅱ. ①张… ②紫… Ⅲ. ① 中草药—基本知识②中草药—验方 Ⅳ. ①R282 ②R289.5

中国版本图书馆CIP数据核字（2015）第148426号

LI SHUI SHEN SHI YAO SHOU SE YAO XIAOSHI YAO

利水渗湿药　收涩药　消食药

张瑞贤　紫　轩　主编

策划编辑：朱杰墨子
责任编辑：冯靖城　朱杰墨子　　装帧设计：TWSD / 辰羲设计
责任校对：陈庆明　　责任印制：韦文印

出 版 人：韦鸿学　　出版发行：广西科学技术出版社
社　　址：广西南宁市东葛路66号　　邮政编码：530022
网　　址：http://www.gxkjs.com　　在线阅读：http://www.gxkjs.com

经　　销：全国各地新华书店
印　　刷：广西大华印刷有限公司
地　　址：南宁市高新区科园大道62号　　邮政编码：530007
开　　本：890 mm×1240 mm　1/32
字　　数：130千字　　印　　张：3.25
版　　次：2016年3月第1版
印　　次：2016年3月第1次印刷
书　　号：ISBN 978-7-5551-0458-2
定　　价：15.00元

序

草木虫食谷是中医养生的本源，中华的国医素有“食药同源”之理念。食物的性能与药物的性能一致，包括“气”、“味”、“升降浮沉”、“归经”、“补泻”等内容，并在阴阳、五行、脏腑、经络、病因、病机、治则、治法等中医理论指导下应用于实际生活之中。这对我们当代人在日常生活保健中运用百草养生有着科学的指导意义。

本书旨在让普通百姓在日常生活中认识百草、了解百草，从而科学利用百草养生，通过运用中医百草养生的方式来调养自身，使肌体阴阳平衡、五脏调和、气血畅通，最终达到身体健康、延年益寿之目的。

本草正名：主要依据《本草纲目》等文献。

本草药方：主要参考多种中医药学的谱济方及历史文献，其中有验方和奇方等。中医药方主治病症分类包括内科、外科、男科、妇科、儿科和五官科等。

药膳养生：主要参考历代养生的中医药学文献，如汉代的《神农本草经》，张仲景的《伤寒论》《金匮要略》，唐代孙思邈的《备急千金要方》，宋代《太平圣惠方》《养老奉亲书》，元代饮膳大臣忽思慧的营养学专著《饮膳正要》。到明清时期饮食保健的著作大量涌现，并出现了一些野菜食疗类著作，扩大了食物来源。如《本草纲目》和明末宫廷插图本《补遗雷公炮制便览》等重要文献。它们包括了中药本草的使用、药方的使用、炮制技术，总结了几千年传承下来的中医药使用、养生保健、食疗的科学方法，这就是编写此书的意义所在。

中国中医科学院中药研究所　教授
《家庭中医药》主编　张瑞贤

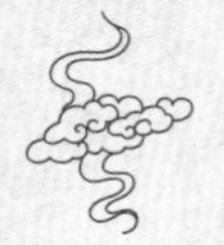

目录

利水渗湿药

收涩药

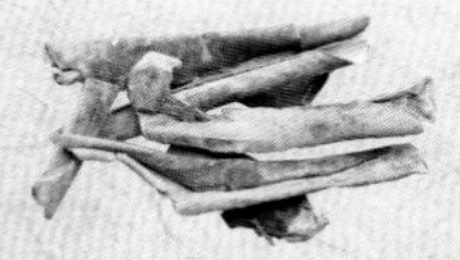

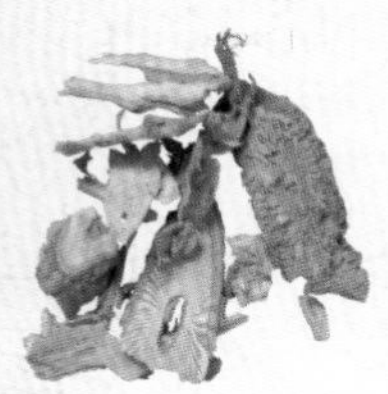

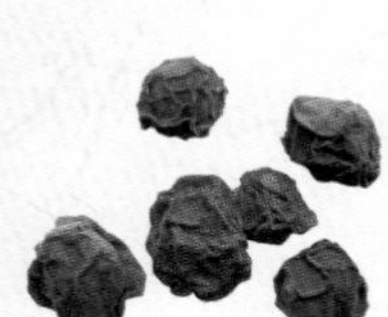

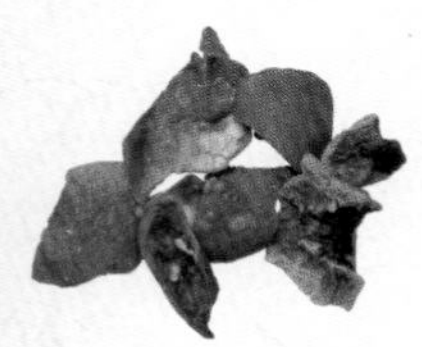

消食药

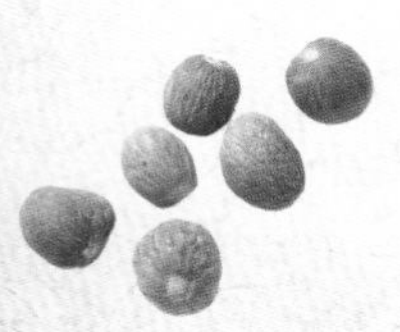

附录

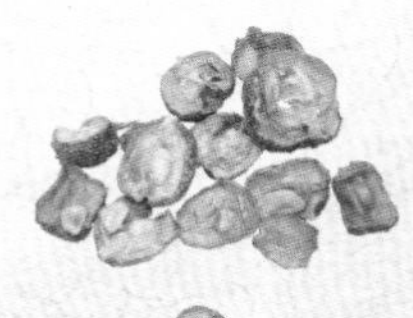

温馨提示：

1. 书中涉及的部分药方选自中医经典古籍，由于受时代限制，其疗效及安全性未经临床一一验证。因此，在具体选用时，请务必咨询专业医生。

2. 书中所列部分中药涉及国家法律保护的野生动物资源，出于遵循古方的考虑，本书未予删除。选用具体药材时，请使用替代品，特此说明。

利水渗湿药

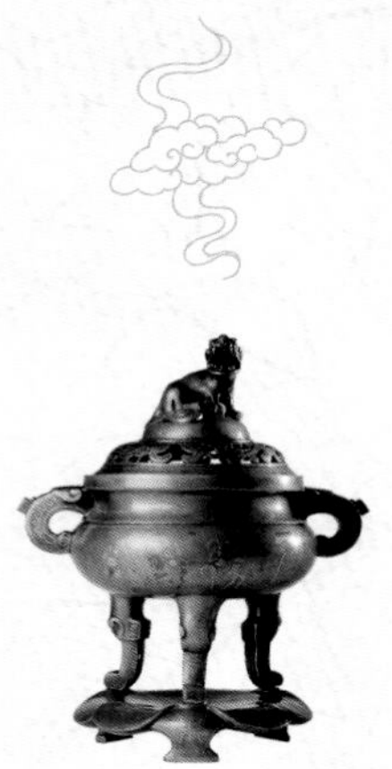

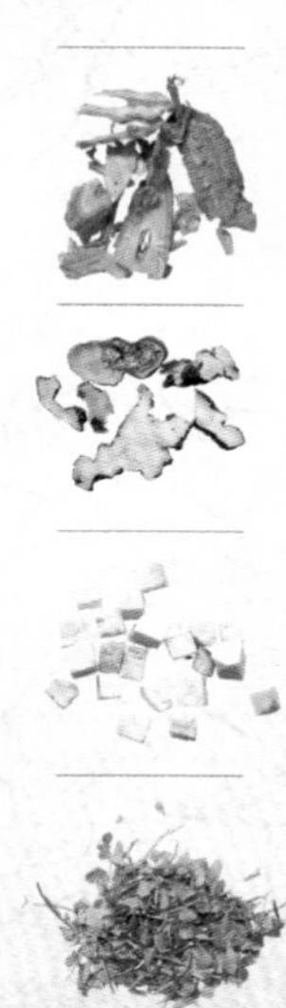

【概念】

在中医药理论中，凡能渗泄水湿，通利水道，治疗水湿内停病症的药物，称为利水渗湿药。

【功效】

利水渗湿药味多甘淡，主归小肠、膀胱经，具有利水消肿，利湿退黄，利尿通淋等功效。

【药理作用】

中医科学研究证明，利水渗湿药主要具有利胆保肝，利尿，降血脂，调节免疫功能，抗肿瘤，抗病原体的作用。

【适用范围】

利水渗湿药主要用于水肿、小便不利、痰饮、泄泻、黄疸、淋症、湿疮、带下、湿温等水湿所导致的各种病症。对现代医学所谓的慢性肾小球肾炎、急性肾小球肾炎、肝源性水肿、肾源性水肿、妊娠水肿、心源性水肿、内分泌失调性水肿、膀胱炎、尿道炎、肾盂肾炎、前列腺炎、泌尿系结石等有治疗作用，部分药物用于治疗高血脂、癌症等。

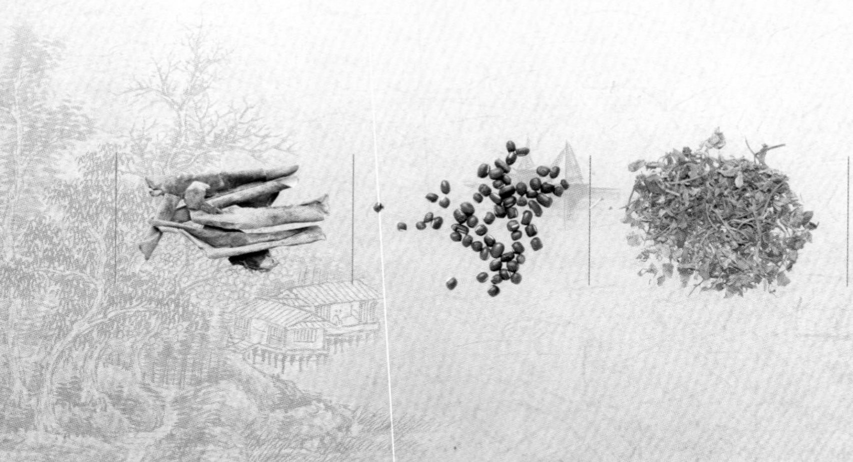

【药物分类】

根据药物作用特点以及临床应用的不同,利水渗湿药分为利尿通淋药、利水消肿药和利湿退黄药三类。

利水消肿药性味甘、淡、平或微寒。淡能渗泄水湿，服药后能使水肿消退，小便畅利，因此具有利水消肿作用。主要用于水湿内停的小便不利、水肿，以及痰饮、泄泻等症。中医药方常用的利水消肿药有猪苓、茯苓、泽泻、薏苡仁、玉米须、冬瓜皮、荠菜、葫芦、香加皮、蝼蛄、泽漆、萱草根、赤小豆等。

利湿退黄药性味多苦、寒，归脾、肝、胃、胆经。苦寒能清泄湿热，因此以利湿退黄为主要作用，主要用于湿热黄疸，症见目黄、小便黄、身黄等。部分药物还可以治湿疮痈肿等症。可根据阳黄、阴黄的湿热、寒湿偏重不同，选择适当药物配伍治疗。中医药方常用的利湿退黄药有金钱草、茵陈、虎杖、珍珠草、垂盆草、地耳草、水飞蓟、鸡骨草等。

利尿通淋药性味多苦、寒，或甘、淡、寒。苦能降泄，寒能清热，走下焦，尤能清利下焦湿热，因此具有利尿通淋的作用，主要用于小便短赤，热淋，石淋，血淋以及膏淋等症。中医药方常用的利尿通淋药有滑石、车前子、通草、木通、地肤子、瞿麦、冬葵果、石韦、海金沙、灯心草等。

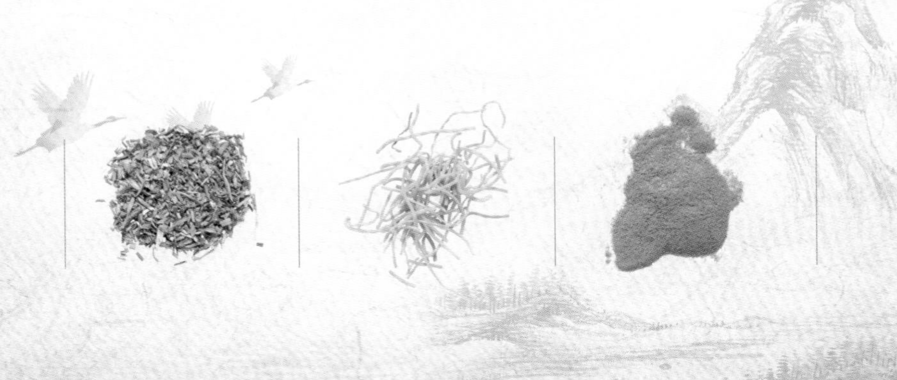

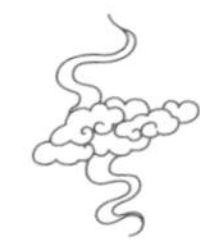

赤小豆

（赤小豆）

【赤小豆】 别名/小豆·赤豆·红豆·红小豆·猪肝赤·朱赤豆·朱小豆·小红绿豆·金红小豆·米赤豆

◎《本草纲目》记载赤小豆：『辟瘟疫，治难产，下胞衣，通乳汁。和鲤鱼，蠡鱼，黄雌鸡煮食，并能利水消肿。』

科属 豆科植物赤豆或赤小豆，其干燥成熟种子入药。菜豆属植物全世界约有190种，广泛分布于温带地区，盛产于美洲热带地区。中国约有18种，入药用约有6种。

地理分布 全国各地广泛栽培。

采收加工 秋季果实成熟而未开裂时拔取全株，晒干，打下种子，除去杂质，再晒干。

用法用量 煎服，9～30克。

药理作用 对人体精子有显著抑制作用。

性味归经 甘、酸，平。归心、小肠经。

功能主治 解毒排脓，利水消肿。用于脚气肢肿，水肿胀满，风湿热痹，黄疸尿赤，肠痈腹痛，痈肿疮毒。

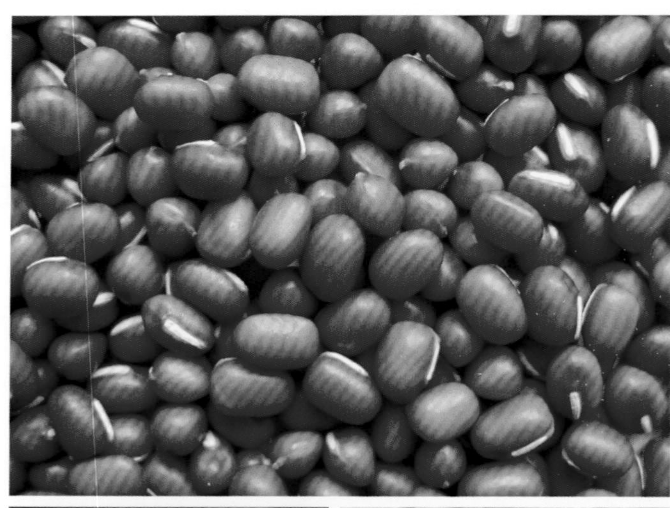

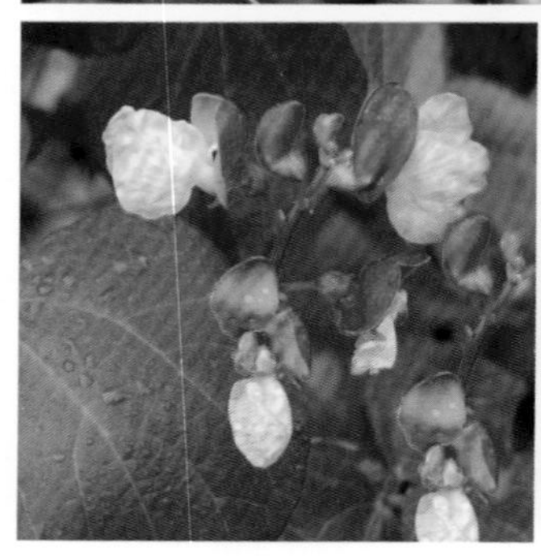

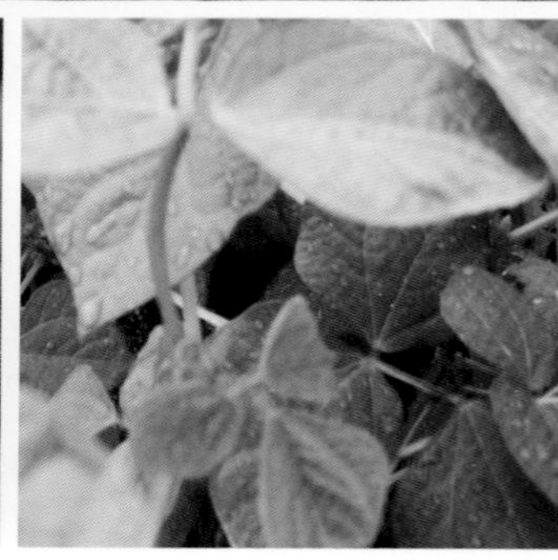

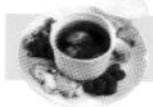

四季药膳养生

赤小豆羹

赤小豆100克、白术10克、桑白皮12克、鲤鱼1条、调料适量。赤小豆淘净，白术、桑白皮装入纱布袋，扎口，鱼去鳞、鳃及内脏，洗净，和赤小豆、药袋一同入锅内加水煮至鱼熟，取出鱼、赤小豆，留汁加入葱、橘皮、姜、醋调味作羹（少盐）。吃鱼、赤小豆，喝汤。功能健脾益胃，利水消肿。适用于营养不良性水肿、慢性肾炎，肝硬化腹水等症。

赤豆蒸鲤鱼

赤小豆100克，鲤鱼1条（约1 000克），花椒、陈皮、草果各8克。鲤鱼去鳞、鳃及内脏，将上述四味药淘洗干净，塞入鱼腹中。鱼放盆中，加适量姜、葱、胡椒粉、盐、鸡汤，上笼蒸1小时至熟出笼，把葱丝或略烫好的鲜绿叶菜撒于上面。吃鱼喝汤。功能行气健胃，利水消肿。适用于营养不良性水肿，黄疸，脾虚食少，小便不利，消化不良等症。

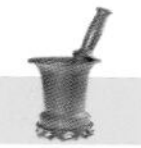

中医传世药方

疏凿饮子

方选源流：《济生方》泻下方。

中药组成：赤小豆20克，茯苓30克，大腹皮15克，泽泻、木通各12克，羌活、椒目、槟榔、秦艽各9克，商陆、生姜各6克。

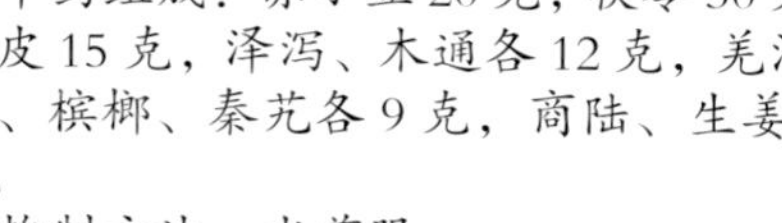

炮制方法：水煎服。

功能主治：泻下逐水，疏风发表，解毒消肿。适用于水湿壅盛，水肿胀满，喘促气急，烦躁口渴，二便不畅等症。

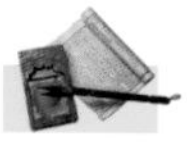

本草纲目附方

水气肿胀

1. 赤小豆五合、大蒜一颗、生姜五钱、商陆根一条，一起碎破，同水煮烂，去药，空腹食豆，慢慢饮汁令尽，肿立消。

2. 将赤小豆一斗煮至极烂，取汁五升，趁热浸泡脚和膝。若已肿到腹部，只须吃小豆即可。

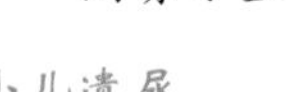

乳汁不通

用赤小豆煮汁饮服。

小儿遗尿

用赤小豆叶捣汁饮用。

痈疽初作

用赤小豆末调水涂敷患处。

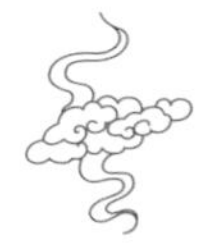

冬瓜

（冬瓜皮）

科属　葫芦科植物冬瓜，其干燥外层果皮入药。

地理分布　全国各地均有栽培。

采收加工　食用冬瓜的时候，洗净，削取外层果皮，晒干。

用法用量　煎服，9 ～ 30 克。

药理作用　利尿。

性味归经　甘，凉。归脾、小肠经。

功能主治　利尿消肿。用于小便不利，水肿胀满，暑热口渴，小便短赤。

【冬瓜皮】别名/白瓜皮·白冬瓜皮

◎《本草纲目》记载冬瓜皮：『可作丸服，亦入面脂。主驴马汗入疮肿痛，阴干为末涂之，又主折伤损痛。』

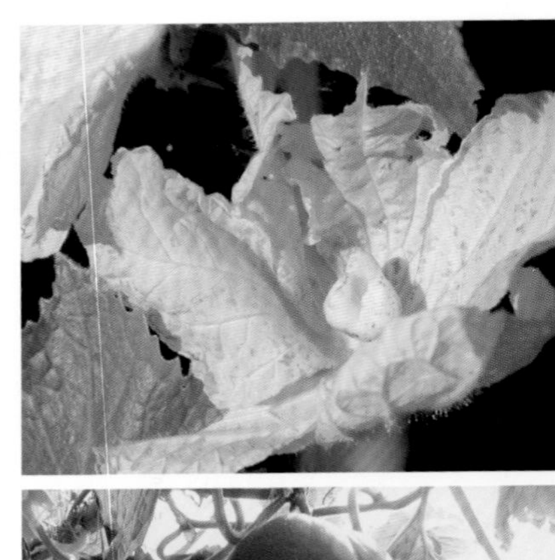

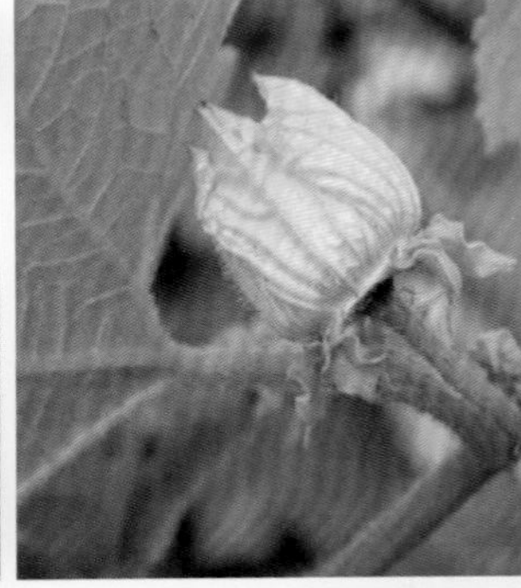

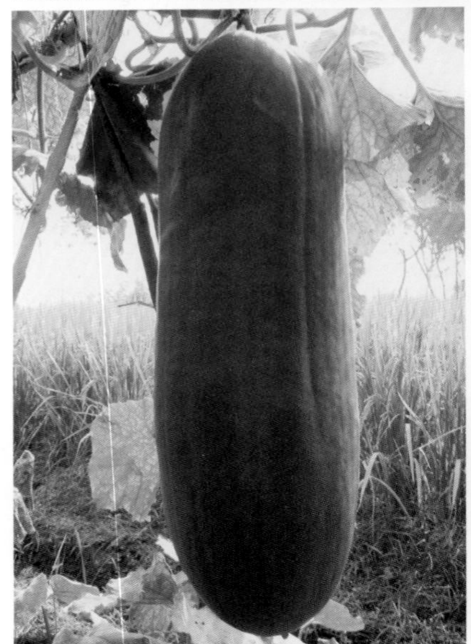

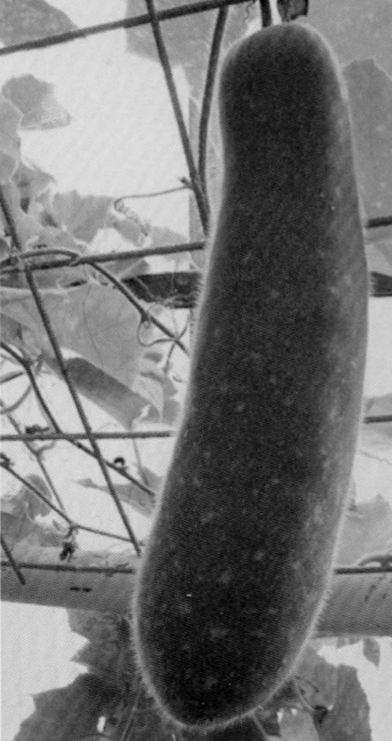

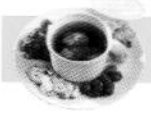

四季药膳养生

冬瓜汤

冬瓜(连皮)适量,洗净切薄,加水煮熟,放入食盐调味,饮汤食瓜。功能健脾行水。适用于脾虚,肤色淡黄,少气懒言,皮薄光亮,大便溏薄等症。

冬瓜粳米粥

粳米130克、冬瓜(连皮)100克。新鲜连皮冬瓜洗净切块,粳米加水煮至瓜烂米熟汤稠为佳。调料适量,每天上下午,随意食用。功能止咳平喘,利水消肿。适用于小便不利,慢性肾炎,水肿胀满,肥胖症,肝硬化腹水,肺热咳嗽,痰喘等症。

冬瓜皮蚕豆汤

冬瓜皮60克、蚕豆50克。一同煮汤,调味,饮汤食豆。功能利水消肿,健脾化湿。适用于脾虚水停,按动深陷,全身悉肿,身体重倦,小便不利,胸闷纳呆等症。

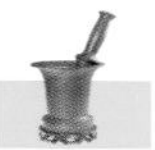

中医传世药方

渗湿消肿方

方选源流:《奇方本草》渗湿方。

中药组成:冬瓜仁、败酱草各28克,白花蛇舌草115克,牡丹皮15克,大黄、桃仁各10克。

炮制方法:加水煎沸15分钟,滤出药液,再加水煎20分钟,去渣,两煎药液调兑均匀,分服,每天1剂。

功能主治:利尿消肿,清热凉血。适用于急性阑尾炎等症。

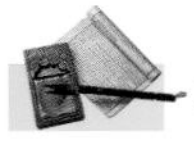

本草纲目附方

跌打损伤

干冬瓜皮、真牛皮胶各一两,锉入锅,炒存性,研末。每次服五钱,好酒热后送下。服后厚盖静卧,有微汗,痛即减。

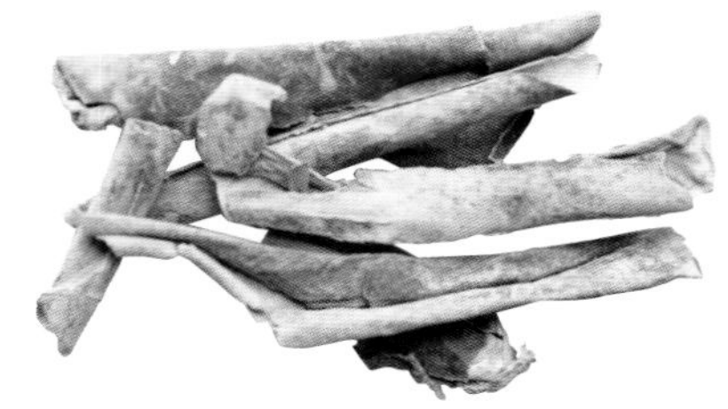

损伤腰闪痛

将冬瓜皮烧后研末,酒送服一钱。

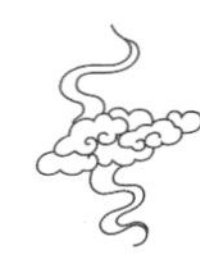

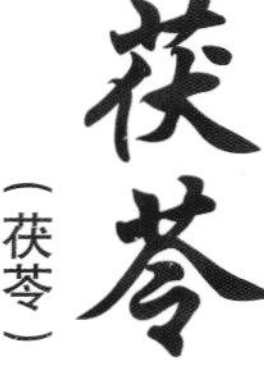

（茯苓）

【茯苓】 别名/茯菟・茯灵・伏苓・松薯・松苓・松木薯

◎《本草纲目拾遗》记载茯苓：『胸胁逆气，忧患惊邪恐悸，心下结痛，寒热烦满咳逆，口焦舌干，利小便。』

科属 多孔菌科真菌茯苓，其干燥菌核入药。茯苓属真菌分布于大洋洲、亚洲、美洲。中国约有3种，均可入药。

地理分布 松树根上多有野生。分布于我国河南、吉林、安徽、浙江、湖北、广西、福建、台湾、贵州、四川、云南。

采收加工 野生茯苓一般于7月至第二年3月间采挖，人工培植者通常栽后8～10个月成熟时采挖，挖出后除去泥沙，堆起“发汗”后，摊开晾至干燥，再“发汗”，反复数次到出现皱纹、内部水分大部分散失后，阴干使用。

用法用量 煎服，9～15克。

药理作用 抗肝损伤；利尿；抗胃溃疡；抗肿瘤；增强免疫功能等。

性味归经 甘、淡，平。归心、肺、肾经。

功能主治 利水渗湿，宁心，健脾。用于水肿尿少，痰饮眩悸，便溏泄泻，脾虚食少，惊悸失眠，心神不安。

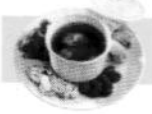

四季药膳养生

茯苓梅花银耳

茯苓20克、鸽蛋20个、银耳50克、调料适量。茯苓研粉，兑60毫升水，用砂锅煮20分钟，银耳温水发好待用，鸽蛋打入抹好奶油的梅花模子内，银耳镶在鸽蛋上，蒸1～2分钟，取出放盘内待用，锅烧热放油，加鸡汤、茯苓汁，调匀煮沸，勾芡并加入鸡油，淋于盘中呈梅花状之银耳上。佐餐食。🔊 功能除湿健脾，补心安神。适用于脾虚湿困，心悸失眠的水肿胀满，痰饮咳嗽，食少脘闷，久病体弱，大便溏泻患者。

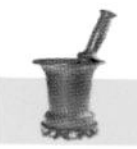

中医传世药方

利水清饮

方选源流：《景岳全书》祛湿方。

中药组成：茯苓、木通、泽泻各9克，猪苓、车前子、栀子、枳壳各3克。

炮制方法：水煎服。

功能主治：清热泻火，利水通淋。适用于积热夹湿闭结于里，小便不利，淋沥涩痛，溺血，腰腹疼痛，黄疸等症。

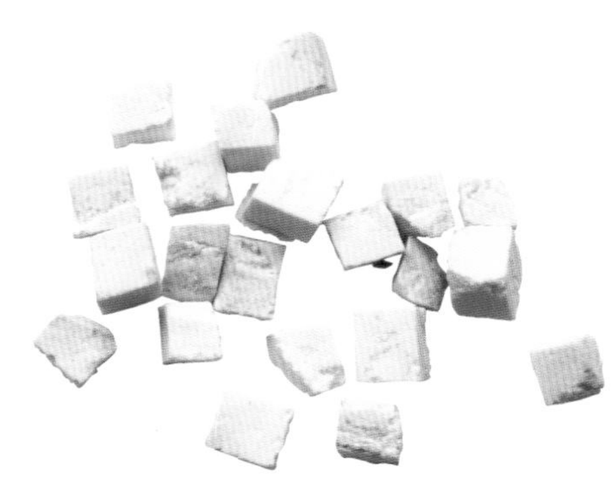

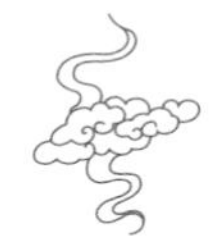

葫芦

（葫芦）

科属　葫芦科植物葫芦，其干燥果实入药。

地理分布　我国各地广泛栽培。

采收加工　秋末冬初采取成熟果实，切开，除去瓤心种子，打碎，晒干。

用法用量　煎服，15 ～ 30 克。鲜者加倍。

药理作用　抑制胰蛋白酶活性等。

性味归经　甘、平。归肺、肾经。

功能主治　利水消肿。用于淋症，水肿，黄疸。

【葫芦】　别名／匏・匏瓜・瓠瓜・壶卢・葫芦瓜

◎《本草纲目》记载葫芦：『主治消渴恶疮，鼻口中肉烂痛，利水道。消热，服丹石人宜之。除烦，治心热，利小肠，润心肺，治石淋。』

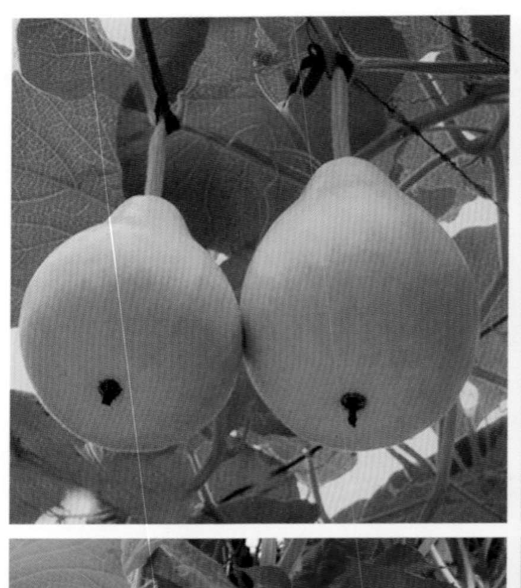

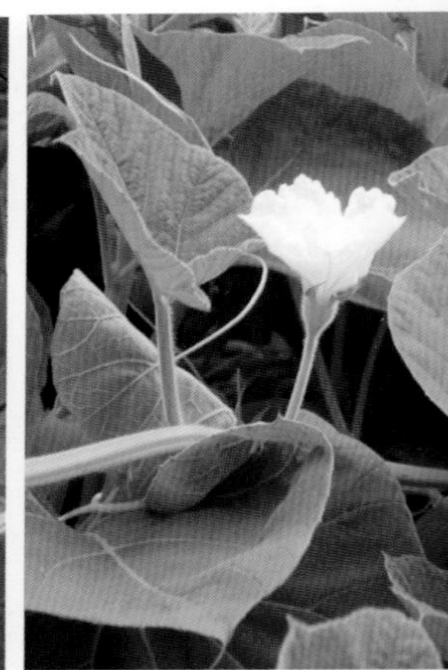

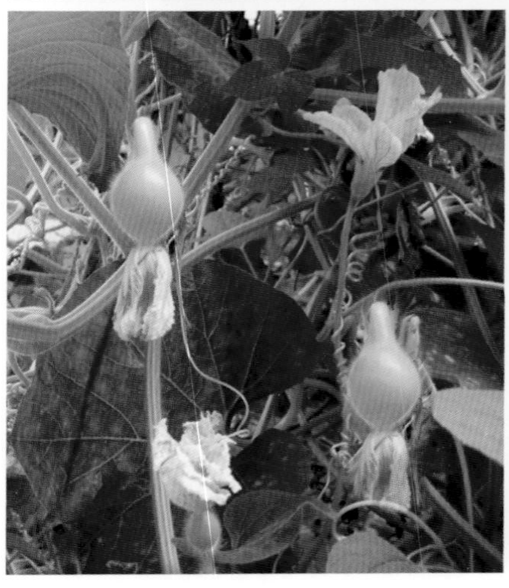

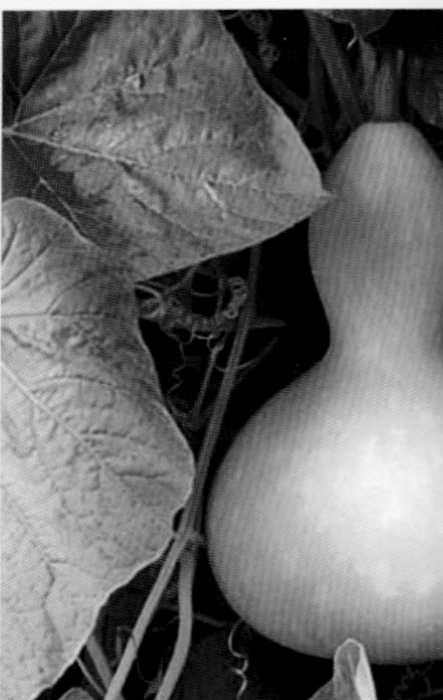

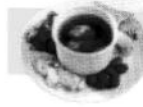

四季药膳养生

葫芦粥

陈葫芦粉15克、粳米50克、冰糖适量。将洗净的粳米、冰糖一起放入砂锅内，加水600毫升，煮至米开时，加陈葫芦粉，煮片刻，视粥稠为度。每天2次，温热顿服，6天为1疗程。功能利水消肿。适用于晚期血吸虫病腹水，肾炎及心脏性水肿等症。

葫芦双皮汤

葫芦壳60克，西瓜皮、冬瓜皮各30克，红枣15克。上述四味药各味加水400毫升，煎至约150毫升，去渣。服汤，每天1剂，至浮肿消退为佳。功能利水消肿。适用于慢性肾炎水肿等症。

葫芦茶冰糖饮

葫芦50克、冰糖适量。上述药加水3碗，煎成1碗，代茶饮。功能疏风宣肺止咳。适用于咳嗽痰稀，外感风寒，鼻塞流涕等症。

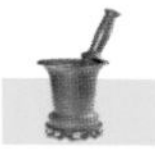

中医传世药方

解毒通淋方

方选源流：《奇方本草》渗湿方。

中药组成：葫芦瓜500克、白茅根200克、白糖适量。

炮制方法：葫芦瓜连皮切块，与白茅根水煎，加糖饮用。每天3次。

功能主治：解毒通淋。适用于尿频、尿急、尿痛、尿血、腰痛、小便黄赤等症。

本草纲目附方

腹胀黄肿

用亚腰葫芦连子烧存性，每服一个，饭前温酒下。不饮酒者，白汤下。十余日见效。

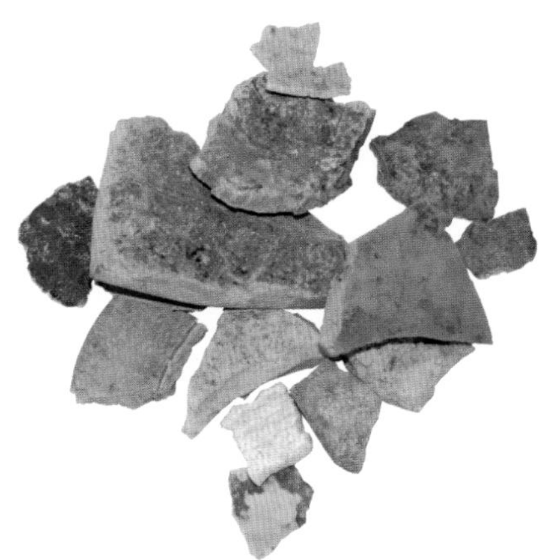

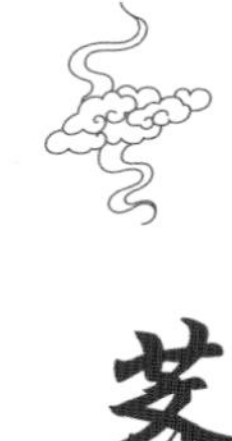

荠菜

（荠菜）

【荠菜】别名/荠·靡草·护生草·鸡心菜·净肠草·清明菜·香田荠·枕头从·假水菜

◎《本草纲目》记载荠菜：『主治利肝和中。利五脏。根：治目痛。明目益胃。根，叶：烧灰，治赤白痢极效。』

科属 十字花科植物荠菜，其干燥全草入药。荠属植物全世界约5种，分布于欧洲、亚洲西部及地中海。中国仅有1种，可入药。

地理分布 原产于亚洲西南部以及欧洲，为野生，或栽培的常用蔬菜。

采收加工 3～5月采集，洗净切段，晒干后，生用。

用法用量 煎服，15～30克。鲜品加倍。外用适量。

药理作用 小剂量缩短凝血时间，大剂量延长出血时间；兴奋子宫；抗肿瘤等。

性味归经 甘，凉。归肝、胃经。

功能主治 明目、止血，利水消肿。用于肝热目赤、目生翳膜，水肿，血热出血。

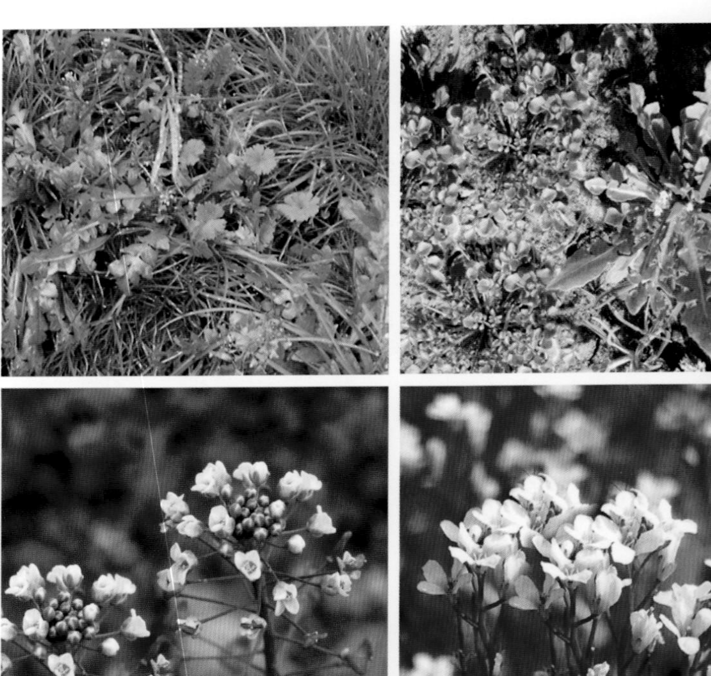

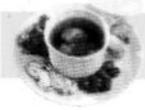

四季药膳养生

荠菜鸡蛋汤

鲜荠菜200克、鸡蛋1个。鲜荠菜加水约600毫升，放砂锅中煮到350毫升时，打入鸡蛋，煮熟，加食盐调味。菜、蛋、汤一起食用。每天2次，30天为1个疗程。功能养血止血。适用于肾结核血尿及乳糜尿等症。

荠菜煎鸡蛋

荠菜120克、鸡蛋1～2个。将荠菜切段，鸡蛋打散，同荠菜调匀，可加食盐少许，待锅中食油沸后倒入，煎熟。顿服。功能补益脾胃，清肝明目。适用于眩晕头痛，肝虚有热等症。

荠菜拌豆腐

荠菜250克、豆腐100克、调料适量。豆腐切成小方丁，开水烫后，捞出盛在盘内，荠菜用开水焯一下，凉后切细末，撒在豆腐上，加味精、精盐各适量拌匀，淋上香油，代菜吃。功能利水通淋，凉肝止血。适用于内伤吐血，便血，月经过多，高血压，肾炎及乳糜尿等症。

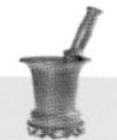

中医传世药方

利水渗湿方

方选源流：《奇方本草》渗湿方。

中药组成：荠菜花、萆薢各15克，益智仁、覆盆子、菟丝子、薏苡仁、女贞子、生地黄各12克，桑螵蛸、地龙各8克。

炮制方法：加水煎沸15分钟，滤出药液，再加水煎20分钟，去渣，两煎药液兑匀，每天1剂。

功能主治：清热解毒，利水消肿。适用于乳糜尿，腰痛，小便混浊如米泔，或夹有黏稠的血丝血块。神疲乏力，气短懒言加白术、党参、黄芪各20克，升麻10克；血尿明显加白茅根、益母草、侧柏叶、茜草各10克，三七粉3克（研，冲）；排尿困难，夹有血块加琥珀粉5克（研，冲）。

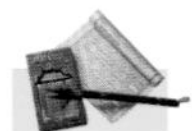

本草纲目附方

暴赤眼

荠菜根杵汁滴之。

眼生翳膜

荠菜的根、茎、叶洗净，焙干为细末。每夜卧时先洗眼，挑末米许，安两大眦头。涩痛忍之，久久膜自落也。

肿满腹大（四肢枯瘦，尿涩）

甜葶苈（炒）、荠菜根等份，共研为末，炼蜜丸如弹子大。每服一丸，陈皮汤送下。只二三丸，小便清；十余丸，腹如故。

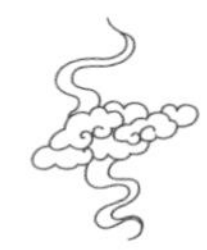

薏苡

（薏苡仁）

【薏苡仁】别名/薏米·米仁·薏仁·苡仁·玉秣·草珠子·六谷米·药玉米·蓼茶子·益米

◎《本草纲目》记载薏苡仁：『主治筋急拘挛，不可屈伸，久风湿痹，下气。久服，轻身益气。除筋骨中邪气不仁，利肠胃，消水肿，令人能食。治肺痿肺气，积脓血，咳嗽涕唾，上气，健脾益胃，补肺清热，去风胜湿。』

科属 禾本科植物薏苡，其干燥成熟种仁入药。薏苡属植物全世界约有 9 种，分布于亚洲热带地区。中国约有 5 种，入药用有 1 种。

地理分布 野生于荒野、屋旁、溪涧、河边及阴湿山谷中。全国大部分地区都有分布。

采收加工 秋季果实成熟时采割植株，晒干，打下果实，再晒干，除去黄褐色种皮、外壳以及杂质，收集种仁。

用法用量 煎服，9 ～ 30 克。

药理作用 镇痛，抗炎；解热；抗肿瘤；抑制骨骼肌收缩；低浓度收缩血管，高浓度扩张血管；增强免疫功能；降血糖；低浓度增强心肌收缩力；诱发排卵等。

性味归经 甘、淡，凉。归脾、胃、肺经。

功能主治 除痹止泻，健脾渗湿，清热排脓。用于水肿，脚气，湿痹拘挛，小便不利，肺痈，脾虚泄泻，扁平疣，肠痈。

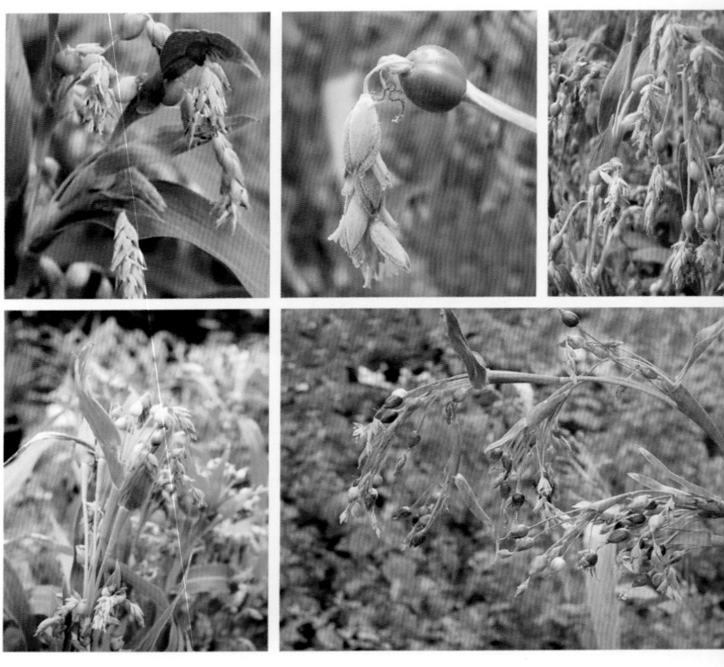

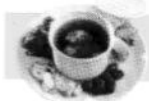

四季药膳养生

薏仁粳米粥

薏仁粉 30 克、粳米 50 克。薏仁粉与粳米，一起放入砂锅内，加水煮稀粥。早晚餐顿服。8 天为 1 疗程。适用于老年性浮肿，脾虚腹泻，筋脉拘挛，风湿痹痛，肺痈，白带过多等症。

三仁汤

生薏苡仁、飞滑石各 18 克，杏仁 12 克，半夏 10 克，白蔻仁、竹叶、厚朴、白通草各 6 克。水煎服。功能宣畅气机，利湿清热健脾。适用于头痛恶寒，身重疼痛，面色淡黄，胸闷不饥，午后身热，舌白不渴，脉濡等症。

薏苡仁粥

薏苡仁 40 克、冬麻子 15 克。水研冬麻子取汁，薏苡仁捣碎，放入砂锅内，加水煮粥，空腹食。功能润肠通便，祛风利湿。适用于言语謇涩等症。

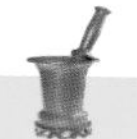

中医传世药方

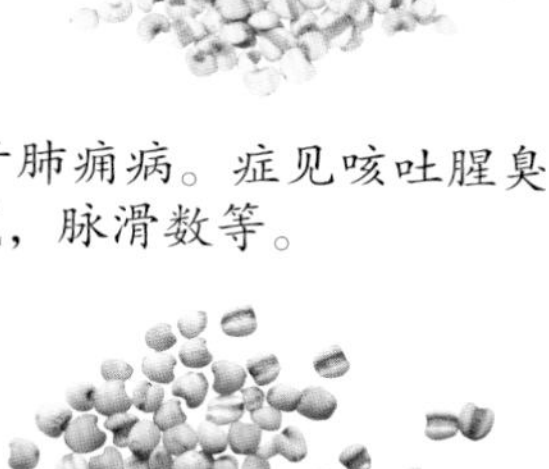

苇茎清肺汤

方选源流：《备急千金要方》治疡方。

中药组成：薏苡仁、苇茎各 30 克，冬瓜仁 24 克，桃仁 9 克。

炮制方法：水煎服。

功能主治：清肺泻热，化痰排脓。适用于肺痈病。症见咳吐腥臭黄痰脓血、胸中隐痛，咳时明显，舌红苔黄腻，脉滑数等。

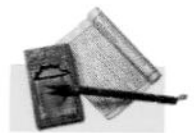

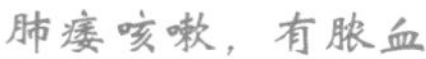

本草纲目附方

水肿喘急

郁李仁二两，研细，以水滤取汁，煮薏苡仁饭，一天吃两次。

肺痿咳嗽，有脓血

薏苡仁十两，捣破，加水三升，煎取一升，以酒少许送服。

沙石热淋

取薏苡仁（子、叶、根皆可）水煎热饮（夏季冷饮），以通为度。

风湿身疼，日晡加剧

麻黄三两，杏仁二十枚，甘草、薏苡仁各一两，加水四升，煮取二升，分两次服。

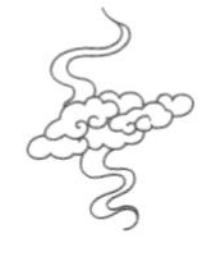

玉蜀黍（玉米须）

科属　禾本科植物玉蜀黍，其干燥花柱以及柱头入药。玉蜀黍属植物全世界仅有1种，可供入药。分布于热带和温带地区。

地理分布　全国各地都有栽培。

采收加工　玉米上浆时即可采收，但常在秋后剥取玉米时收集。除去杂质，鲜用或者晒干生用。

用法用量　煎服，30～60克。鲜者加倍。

药理作用　促进胆汁分泌和排泄；利尿；降血糖；降血压等。

性味归经　甘，平。归膀胱、肝、胆经。

功能主治　利湿退黄，利水消肿。用于黄疸，水肿。

【玉米须】别名/玉麦须·玉署黍蕊·棒子毛

◎《全国中草药汇编》记载玉米须：『利尿消肿，平肝利胆。治急慢性肾炎，水肿，急慢性肝炎，高血压，糖尿病，慢性副鼻窦炎，尿路结石，胆结石，并预防习惯性流产。』

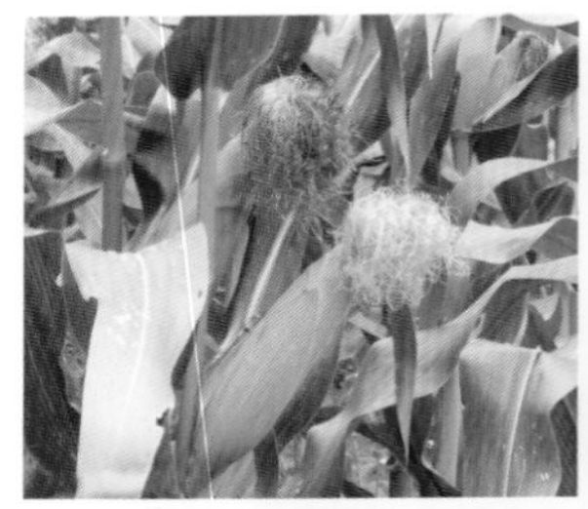

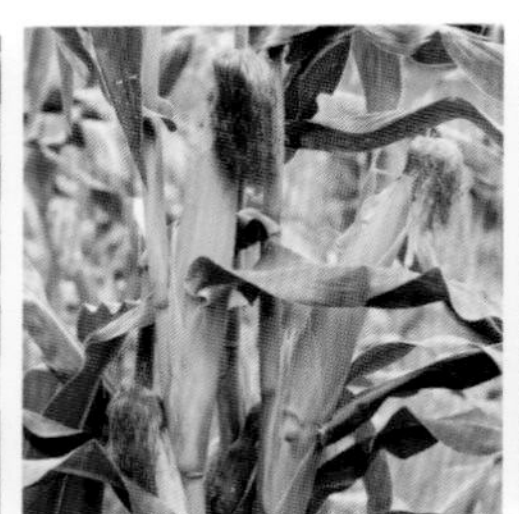

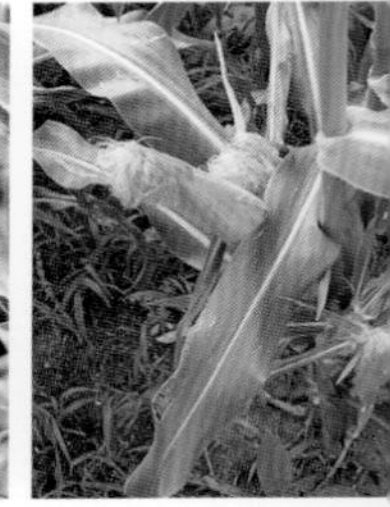

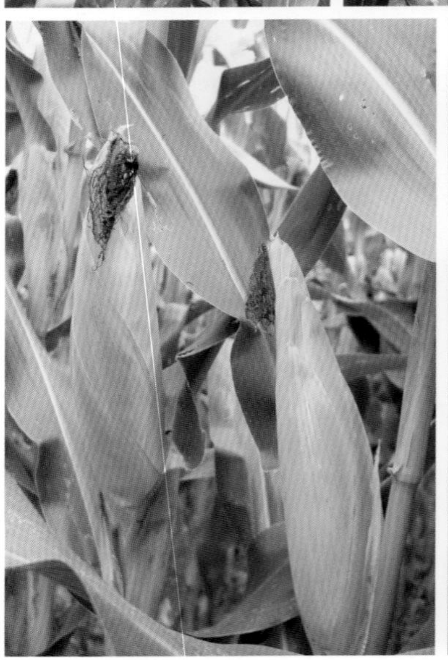

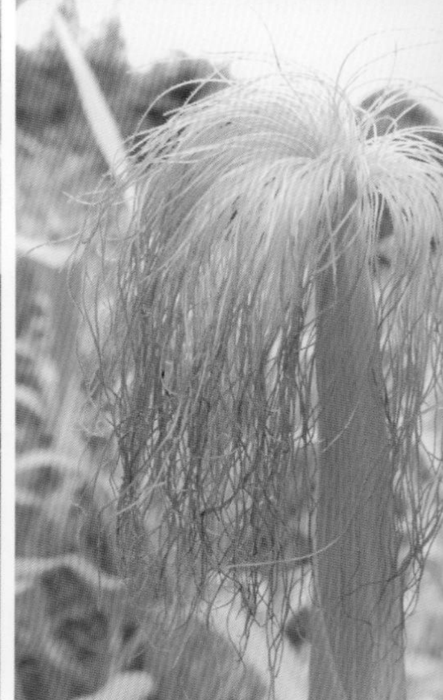

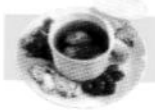

四季药膳养生

养血生津玉米须龟

玉米须100克、乌龟1只、调料适量。去龟头爪、内脏，洗净。玉米须洗净，放入纱布袋，扎口。二者一起放入锅内，加姜、葱、黄酒、清水适量，大火烧沸后，转小火炖熟。食肉饮汤。功能滋阴平肝，养血生津。适用于糖尿病，口渴神倦，及高血压等症。

玉米须茵陈汤

玉米须40克（鲜品加倍），车前草、茵陈各30克，白糖适量。茵陈、玉米须、车前草加水500毫升，浓煎去渣，加白糖调服。每服200毫升，每天4次。功能利胆退黄，清热祛湿。适用于湿热黄疸，身目俱黄，发热口渴，黄色鲜明，小便深黄，胆囊炎等所导致的黄疸。急性期宜多服，每天2 000毫升，分4次服。

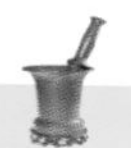

中医传世药方

利湿退黄汤

方选源流：《奇方本草》退黄方。

中药组成：玉米须58克，茵陈30克，郁金、栀子各15克。

炮制方法：加水煎沸15分钟，滤出药液，再加水煎20分钟，去渣，两煎药液调兑均匀，分服，每天1剂。

功能主治：利湿退黄，利水消肿。适用于慢性胆囊炎等症。

利水渗湿方

方选源流：《奇方本草》渗湿方。

中药组成：玉米须30克，白茅根15克，薏苡仁12克，菊花、夏枯草、冬瓜皮、车前草、大腹皮、茯苓皮、苍术各5克。

炮制方法：加水煎沸15分钟，滤出药液，再加水煎20分钟，去渣，两煎药液调兑均匀，分服，每天1剂。

功能主治：利湿退黄，利水消肿。适用于肾病综合征等。

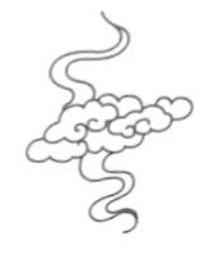

猪苓

（猪苓）

【猪苓】别名/猪茯苓·地乌桃·猪屎苓·野猪食·野猪粪

◎《本草纲目》记载猪苓：『开腠理，治淋，肿，脚气，白浊，带下，妊娠子淋，治肿，小便不利。』

科属　多孔菌科真菌猪苓，其干燥菌核入药。多孔菌属真菌全世界约有 498 种，分布于美国、俄罗斯、波兰、日本和中国。中国约有 99 种，入药用约有 6 种。

地理分布　林中树根旁地上及腐木桩旁。分布于我国吉林、黑龙江、河北、辽宁、山西、陕西、河南、四川、贵州、甘肃、湖北、云南。

采收加工　春秋季节采挖，除去泥沙，干燥。

用法用量　煎服，6 ～ 12 克。

药理作用　增强免疫功能；利尿；抗肝损伤；抗肿瘤；抗菌等。

性味归经　甘、淡，平。归肾、膀胱经。

功能主治　利水渗湿。用于小便不利，泄泻，水肿，淋浊，带下。

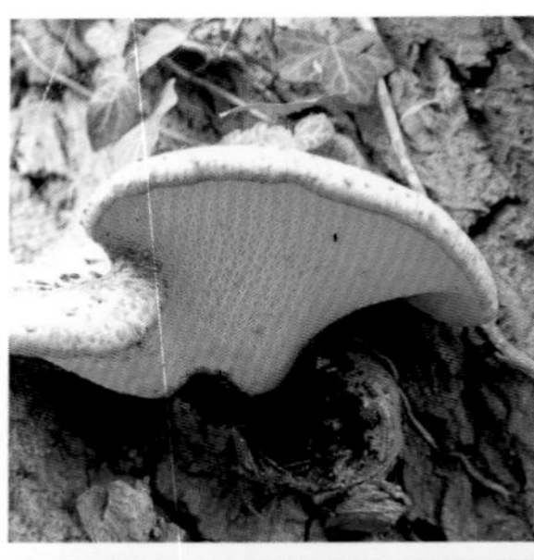

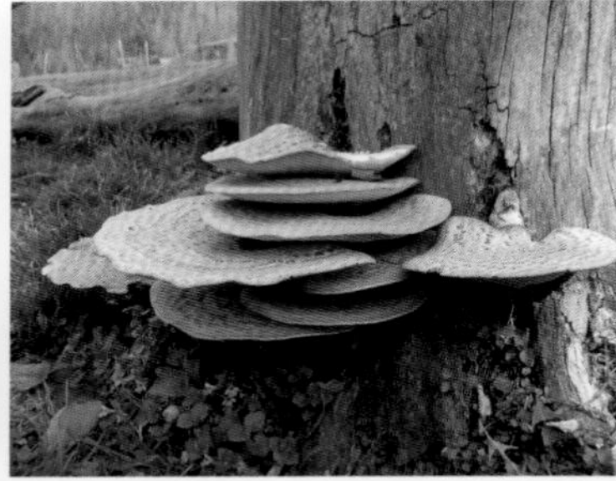

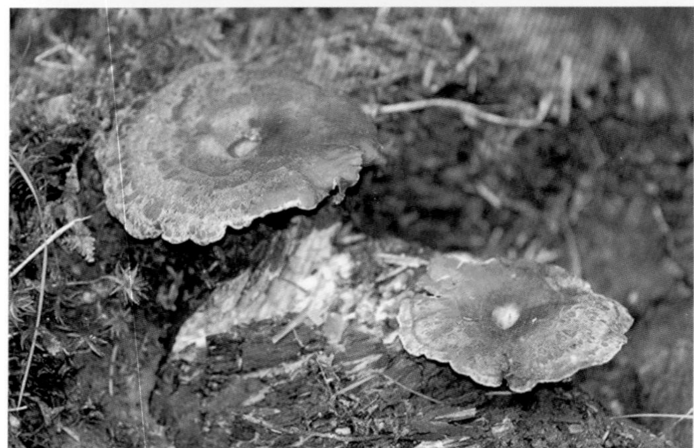

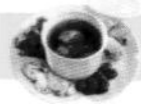

四季药膳养生

双苓鲤鱼汤

猪苓、茯苓各30克，鲤鱼1条。将鲤鱼去鳃、鳞及内脏，洗净，用油煸其表面使呈黄色，加入调料及猪苓、茯苓，加水没过药、鱼，文火慢炖约30分钟。吃鱼喝汤。适用于水肿脚气，小便不利，孕妇子肿等症。

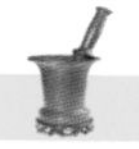

中医传世药方

猪苓渗湿汤

方选源流：《伤寒论》祛湿方。

中药组成：猪苓、茯苓、泽泻、阿胶、滑石各9克。

炮制方法：水煎服。

功能主治：利水渗湿，清热养阴。适用于水热互结证。小便不利，发热咳嗽，口渴欲饮，心烦失眠，恶心呕吐，下利，舌红苔白或微黄，脉细数者。血淋，小便涩痛，小腹胀满等症。

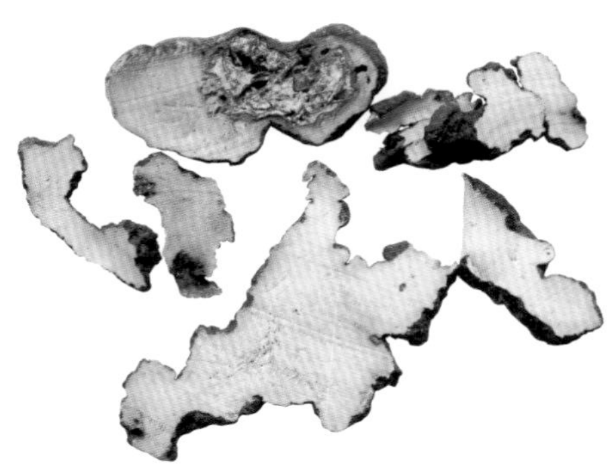

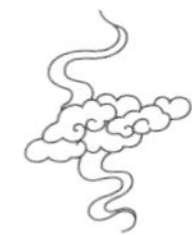

广州相思子

（鸡骨草）

科属　豆科植物广州相思子，其干燥全株入药。相思子属植物全世界约有 11 种，分布于热带和亚热带地区。中国约有 4 种，均可入药。

地理分布　生于山地以及旷野灌木林边。我国广东、广西均有分布。

采收加工　全年均可采挖，除去泥沙，干燥后使用。

用法用量　煎服，15 ～ 30 克。

药理作用　抗肝损伤等。

性味归经　甘、微苦，凉。归肝、胃经。

功能主治　舒肝止痛，清热解毒。用于黄疸，胁肋不舒，胃脘胀痛；急慢性肝炎，乳腺炎。

【鸡骨草】别名/黄头草·黄仔强·大黄草·假牛甘子·红母鸡草·猪腰草·黄食草·小叶龙鳞草

◎《岭南草药志》记载鸡骨草：『清郁热，舒肝和脾，续折伤。』

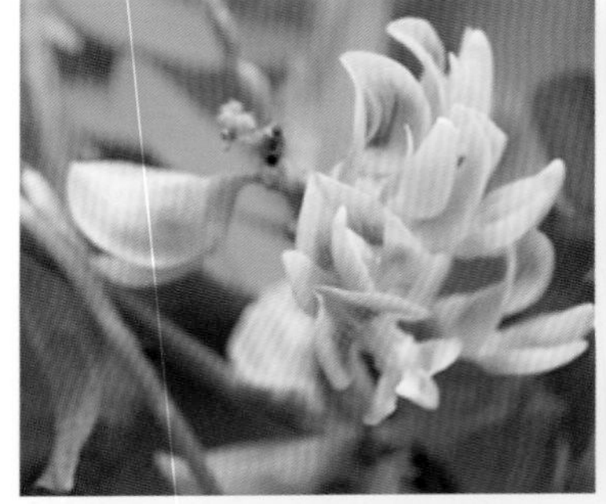

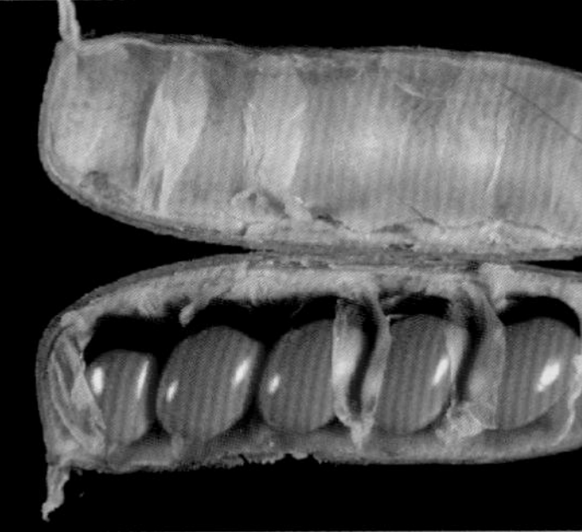

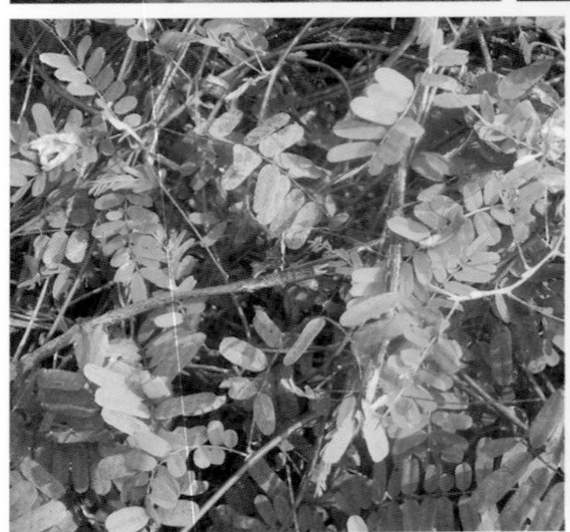

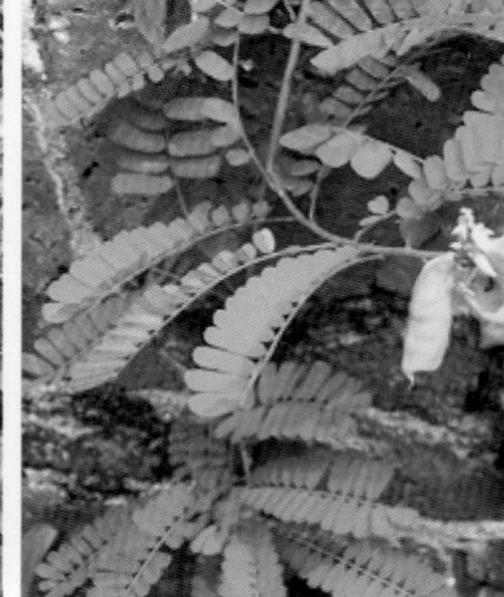

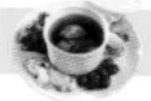

四季药膳养生

鸡骨草田螺汤

鸡骨草50克、田螺500克。田螺在清水盆内养24～48小时，时时换水，除去污泥，将壳斩掉少许，和鸡骨草同炖汤饮。功能舒肝散瘀，清热利湿。适用于急慢性肝炎，黄疸型肝炎，以及膀胱湿热的小便刺痛等症。

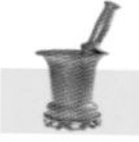

中医传世药方

鸡骨草和胃丸

方选源流：《奇方本草》祛湿方。

中药组成：鸡骨草、救必应、九里香叶各10克，入地金牛根皮30克，黑老虎15克。

炮制方法：上药研末，为丸。每次服5克，每天3次。

功能主治：舒肝和胃，清热解毒。适用于消化性溃疡。

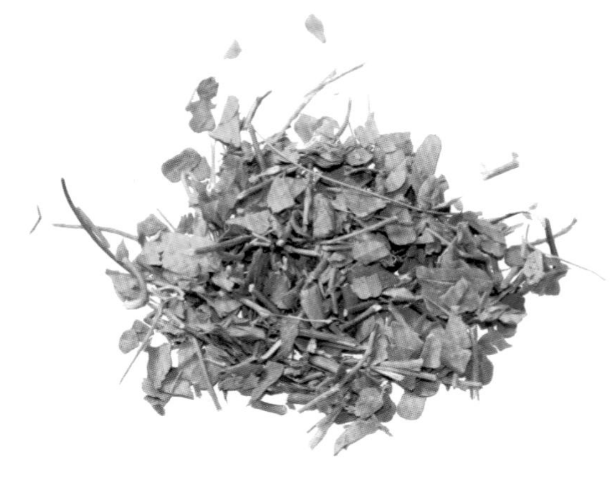

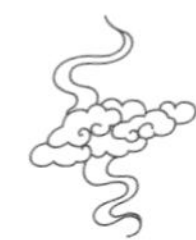

过路黄

（金钱草）

【金钱草】别名/地蜈蚣·蜈蚣草·过路黄·铜钱草·野花生·神仙对坐草·一串钱·临时救·黄疸草·一面锣

◎《采药志》记载金钱草：『治反胃噎膈，水肿臌胀，黄白火疸，疝气，阴证伤寒。』

科属　报春花科植物过路黄，其干燥全草入药。珍珠菜属植物全世界约有 175 种，分布于北半球的温带和亚热带地区，以及非洲、大洋洲和拉丁美洲。中国约有 130 种，入药用约有 34 种。

地理分布　沟边、土坡路边以及林缘较阴湿处多有野生，垂直分布可达海拔 2 300 米处。分布于我国西南、中南以及山西、甘肃、陕西、安徽、江苏、江西、浙江、福建等地。

采收加工　夏秋二季采收，除去杂质后，晒干。

用法用量　煎服，15 ～ 60 克；鲜品加倍。

药理作用　促进胆管泥沙状结石排出，促进胆汁分泌；抗炎；调节体液免疫和细胞免疫等。

性味归经　甘、咸，微寒。归肝、胆、肾、膀胱经。

功能主治　通淋，清利湿热，消肿。用于热淋，砂淋，尿涩作痛，痈肿疔疮，黄疸尿赤，毒蛇咬伤；肝胆结石，尿路结石。

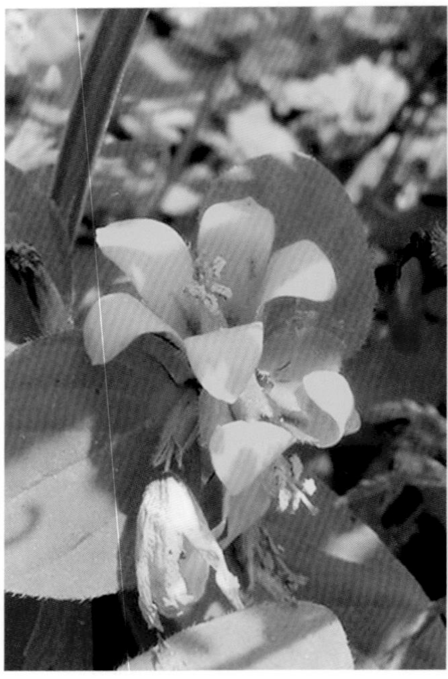

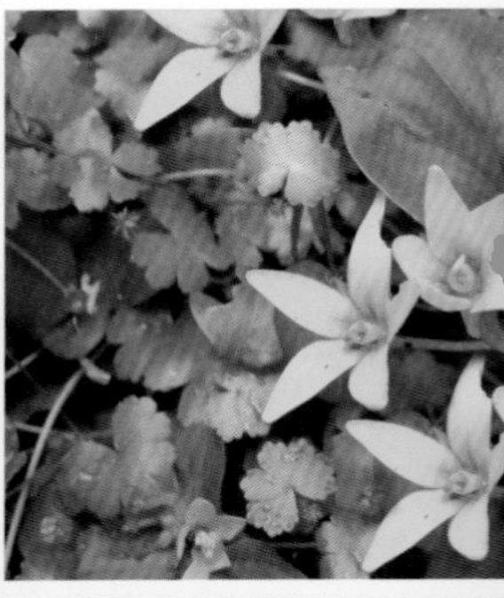

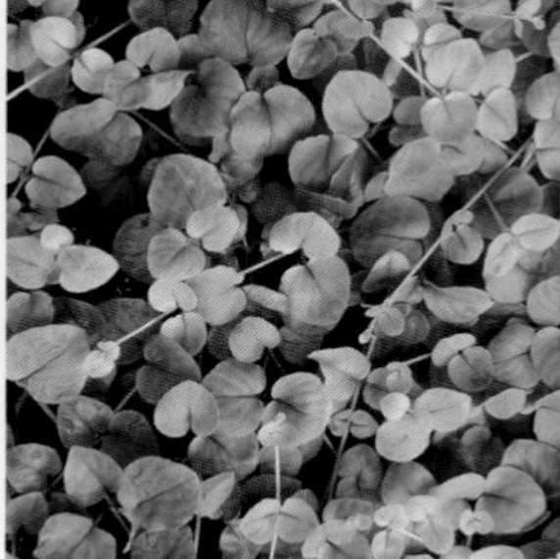

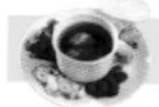

四季药膳养生

金钱草粳米粥

新鲜大金钱草60克（干者30克）、冰糖适量、北粳米60克。大金钱草洗净，切碎，加水200毫升，煎至100毫升，去渣取汁，放入冰糖、北粳米，加水400毫升，煮稀粥。稍温服食，每天2次。适用于黄疸，胁痛，砂淋，石淋，包括输尿管结石、膀胱结石、肾结石、胆道结石和急性黄疸型肝炎等症。长期服用可奏效。

金钱银花炖瘦肉

金钱草80克（鲜者200克）、金银花60克（鲜品150克）、瘦猪肉1 000克、黄酒2匙。金钱草和金银花用纱布包好，与猪肉块一同加水浸没，大火烧开加黄酒，小火炖2小时，取出药包，挤干。饮汤，每次1小碗，每天2次。过夜煮沸，3天服完。功能清热解毒，消石。适用于胆囊炎与预防胆石，胆管炎症等。

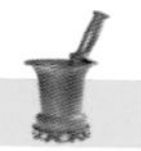

中医传世药方

利胆排石汤

方选源流：《奇方本草》祛湿方。

中药组成：金钱草60克，郁金、茵陈各15克，枳实、木香、生大黄各9克。

炮制方法：水煎服。

功能主治：清热利湿，行气止痛，利胆排石。适用于胆石症，胁下疼痛，恶寒发热，面色土黄，大便灰白等症。

利湿通淋方

方选源流：《奇方本草》祛湿方。

中药组成：金钱草60克，冬葵子、鸡内金、海金沙、白芍各15克，柴胡、木香、枳壳各12克，大黄10克（后下），琥珀末23克（冲服）。

炮制方法：加水煎沸15分钟，滤出药液，再加水煎20分钟，去渣，两煎药液调兑均匀，分服，每天1剂。

功能主治：清热利湿，通淋消肿。适用于泌尿系感染，肾盂及肾结石等症。

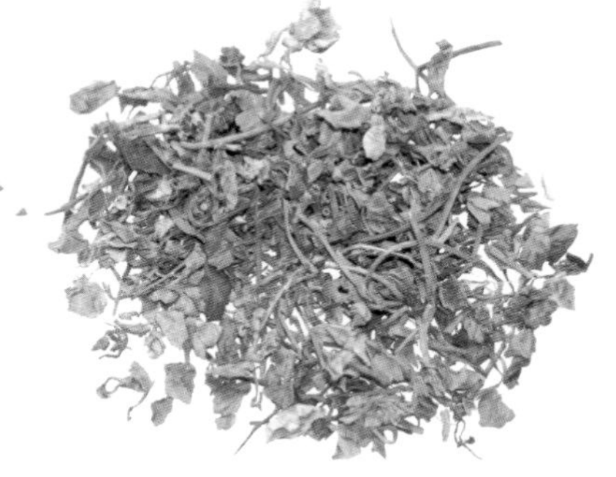

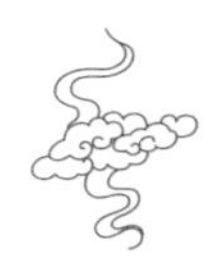

虎杖

（虎杖）

【虎杖】别名/苦杖·斑杖·杜牛膝·酸桶笋·酸杆·黄药子·土地榆·雄黄连·蛇总管·阴阳连

◎《本草纲目》记载虎杖：『治大热烦躁，止渴利小便，压一切热毒。治产后血运，恶血不下，心腹胀满，排脓，主疮疖痈毒，扑损瘀血，破风毒结气。研末酒服，治产后瘀血血痛，及坠扑昏闷有效。』

科属　蓼科植物虎杖，其干燥根茎和根入药。蓼属植物全世界约有 228 种，分布于世界各地。中国约有 119 种，入药用约有 80 种。

地理分布　生于沟谷以及林缘灌木丛，或栽培。我国华东、西南、中南以及河北、陕西、甘肃等地多有分布。

采收加工　春秋二季采挖，除去须根，洗净，趁鲜切成短段或厚片，晒干。

用法用量　煎服，9 ～ 15 克。外用适量，制成煎液或油膏涂敷。

药理作用　抗炎；止血；抑制血小板聚集；改善微循环；镇咳；降血脂；平喘；抗氧化；降血压；抗菌，抗病毒；升高血小板，白细胞；镇静等。

性味归经　微苦，微寒。归肝、胆、肺经。

功能主治　散瘀定痛，祛风利湿，止咳化痰。用于关节痹痛，经闭，湿热黄疸，水火烫伤，癥瘕，跌扑损伤，咳嗽痰多，痈肿疮毒。

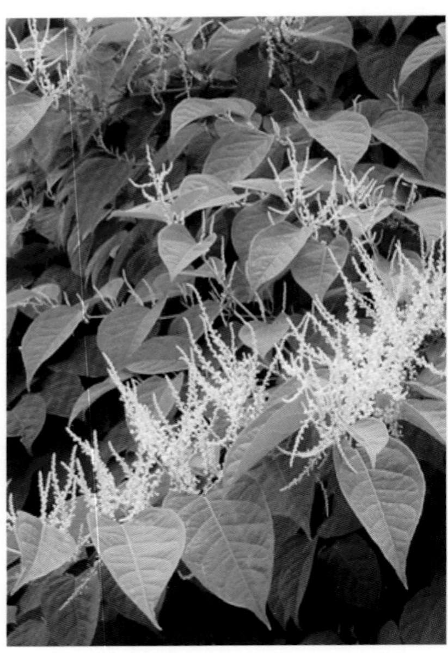

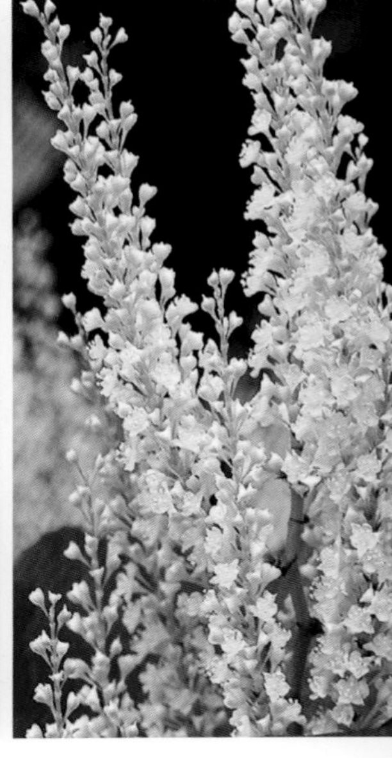

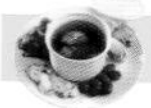

四季药膳养生

虎杖酒

虎杖根250克、65度白酒800毫升。上药洗净切片，放酒中浸泡，密封半月后饮。用时可加少量赤砂糖使酒着色。成人每次饮用15克，每天2次。🔊适用于类风湿、风湿性关节炎，腰椎肥大，骨关节炎症等。对酒过敏或患有慢性肝病者禁用，妇女行经期停用。

虎杖独活茶

虎杖20克、独活10克、秦艽9克。研为粗末，沸水冲泡代茶饮。每日1剂。🔊适用于慢性关节炎，类风湿性关节炎等症。

虎杖茵陈茶

虎杖、茵陈、板蓝根、蒲公英各30克，陈皮10克。研末，每用80克，沸水冲泡代茶频饮。每日1剂。🔊功能利胆退黄。适用于急性病毒性肝炎等症。

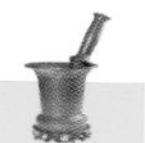

中医传世药方

虎杖烧伤方

方选源流：《奇方本草》渗湿方。

中药组成：虎杖、青鱼胆草各等份。

炮制方法：一齐研磨成细末，经高压灭菌后，用麻油调匀。用棉签蘸涂烧伤处，每天数次。药粉干燥脱落可再涂。

功能主治：散瘀定痛，清热止血，消痈排脓。适用于烧伤。

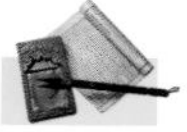

本草纲目附方

月经不通

1. 虎杖三两，凌霄花、没药各一两，共研为末。每次取一钱，热酒送下。

2. 虎杖一斤，去头、晾干、研细，在一斛水中浸一夜，煎取二斗。加土瓜根汁、牛膝汁各二斗，一起熬浓至糖稀状。每次服一合，酒送下。昼两服，夜一服，月经即通。

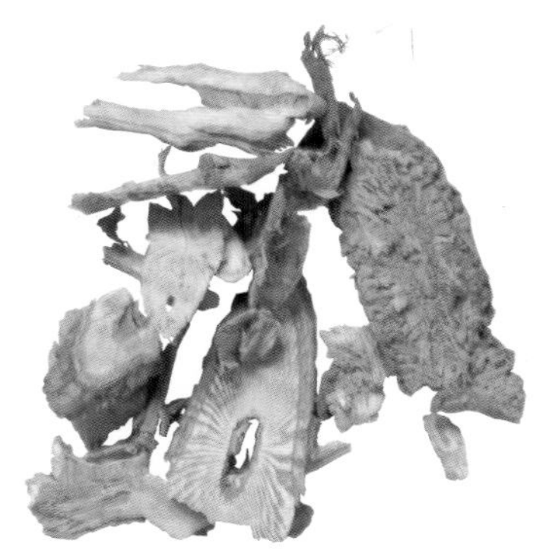

气奔怪病（皮肤下面发响声，遍身痒不可忍，抓之出血亦不止痒）

虎杖、人参、青盐、细辛各一两，水煎服，一次饮尽。

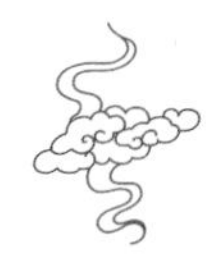

叶下珠（珍珠草）

【珍珠草】别名/日开夜闭·阴阳草·真珠草·鲫鱼草·落地油柑·小利柑·夜合草·山皂角·叶后珠·菜杨梅

◎《云南中草药》记载珍珠草：『清热除湿，平肝熄风。主治破伤风，小儿脐风，小儿黄疸型肝炎。』

科属　大戟科植物叶下珠，其干燥全草入药。叶下珠属植物全世界约有 590 种，分布于北温带、热带和亚热带地区。中国约有 30 种，入药用约有 10 种。

地理分布　生于山坡、田边、路旁。我国江苏南部、安徽、江西、浙江、台湾、福建、湖南、湖北、海南、广东、广西、贵州、四川、云南等地多有分布。

采收加工　夏秋季采收，去杂质，鲜用或者晒干。

用法用量　煎服，15 ～ 30 克。鲜品 30 ～ 60 克。外用适量。

药理作用　抗肝损伤，抗肿瘤，抗菌等。

性味归经　甘、苦，凉。归肝、肺经。

功能主治　清热解毒，利湿退黄，消积，明目。用于泻痢，湿热黄疸，疮疡肿毒，淋症，目赤肿痛，蛇犬咬伤，小儿疳积。

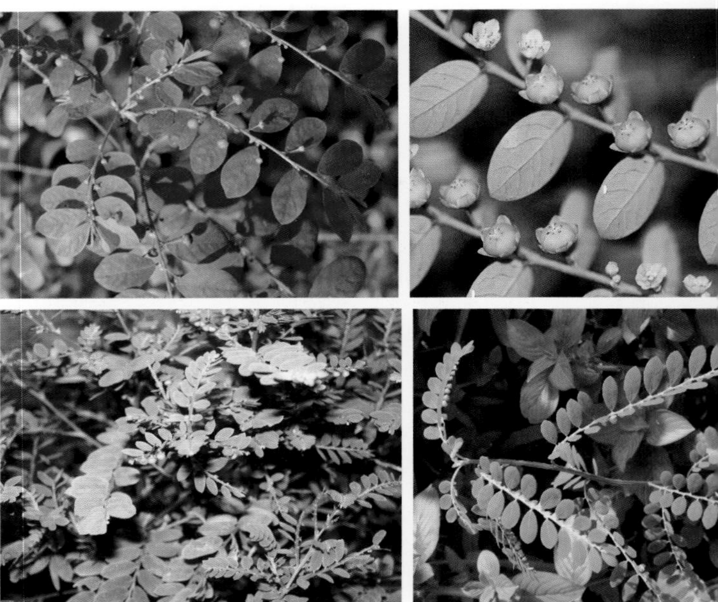

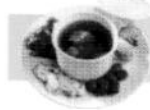

四季药膳养生

珍珠草猪肝汤

鲜珍珠草60克（干品30克）、猪肝80克。珍珠草洗净，煎汤去渣，再下猪肝煮汤，调味食。功能解毒凉血，清热化湿。适用于起病急骤，热毒发黄，身目皆黄，其颜色迅速加深，胸腹满胀，高热烦渴，或者身发斑疹等症。

珍珠草猪肝粥

珍珠草18克（鲜品30克）、猪肝80克、粳米100克、白糖适量。先将珍珠草洗净、切段，加水适量共煎，去渣取汁；猪肝洗净，切成小块，与粳米同入药汁中，大火煮沸后，小火熬成稀粥，加入白糖、味精少许调味。随量食之。适用于慢性肝炎等症。

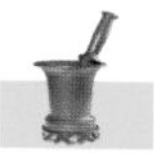

中医传世药方

小儿遗尿方

方选源流：《奇方本草》渗湿方。

中药组成：珍珠草15克，鸡肠1～2具。

炮制方法：把鸡肠剪开洗净，加水共煮熟，去药渣服用。小儿遗尿除采用上述疗法外，还要加强饮食调理。如平时宜常饮食具有补肾缩尿之功的食物，如羊肉、茼蒿菜、猪脊骨、塘虱鱼、鸡肠、狗肾、龟肉等；饮食不能太甜或太咸，不要吃生冷之物。在每天晚餐及晚餐后，注意控制饮水量，不吃流质饮食，少喝水，汤药也应安排在白天服完，以减少晚间水分的摄入。

在睡前一定要让小孩排空小便，入睡后注意患儿的遗尿时间，按时唤醒孩子排尿，逐渐养成自行排尿的习惯。平素应鼓励患儿消除怕羞和紧张情绪，建立起战胜疾病的信心。

使用按摩疗法对于本病亦有一定效果，可采用重推三关穴，揉外关穴，按三阴交穴，或加推神门、内关。

功能主治：清热解毒，利湿退黄。适用于小儿遗尿。

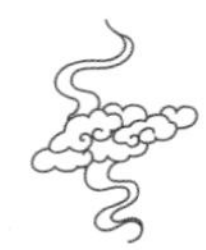

车前

（车前子）

【车前子】别名/车前实·虾蟆衣子·猪耳朵穗子

◎《本草纲目》记载车前子：『导小肠热，止暑湿泻痢。主治去风毒，肝中风热，毒风冲眼，赤痛障翳，脑痛泪出，压丹石毒，去心胸烦热。养肝。』

科属 车前科植物车前与平车前，其干燥成熟种子入药。车前属植物全世界约有188种，分布于温带及热带地区。中国约有20种，入药用约有5种。

地理分布 1. 车前 路旁、山野、花圃以及菜园、河边湿地多有生长，全国各地多有分布。

2. 平车前 生于海拔1 800米以下的山坡田埂和河边，遍布全国，北方产量较多。

采收加工 夏秋二季种子成熟时采收果穗，晒干，搓出种子，除去杂质。

用法用量 煎服，9～15克。

药理作用 祛痰，止咳；利尿；预防肾结石等。

性味归经 甘，微寒。归肝、肾、肺、小肠经。

功能主治 渗湿通淋，清热利尿，祛痰，明目。用于水肿胀满，暑湿泄泻，热淋涩痛，痰热咳嗽，目赤肿痛。

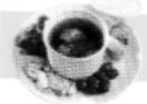

四季药膳养生

车前草粳米粥

新鲜车前草 30 ～ 60 克，葱白 3 ～ 5 根，粳米适量。前二味洗净切碎，加水煎汤，去渣后入粳米，加水煮稀粥。每天 2 次，温热食，6 天为 1 个疗程。适用于小便不利，尿血，淋沥涩痛，水肿，肠炎泻痢，黄疸病以及咳嗽痰多，目赤肿痛等症。患有遗尿、遗精的病人不宜服。

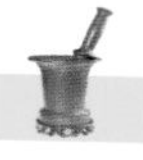

中医传世药方

八正清热祛湿散

方选源流：《太平惠民和剂局方》祛湿方。

中药组成：车前子、萹蓄、滑石、瞿麦、甘草、木通、大黄、山栀子仁各 500 克，滑石 300 克。

炮制方法：上药共研为散，每服 6 克，入灯心水煎，去渣，温服，食后，临卧。亦可水煎服，用量按原方比例酌减。

功能主治：清热除湿，泻火解毒，利水通淋。适用于湿热淋症。小便频数，淋沥涩痛，尿色浑浊，癃闭不通，小腹急满，口干舌燥，舌红苔黄腻，脉象数实等症。

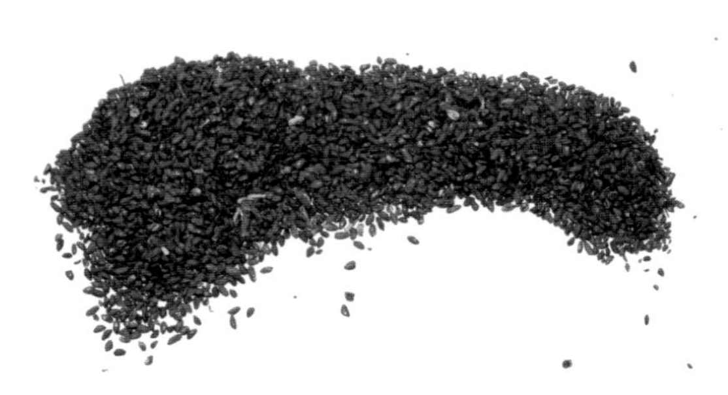

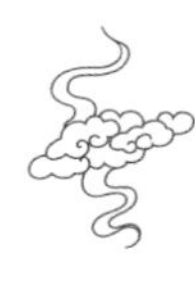

灯心草

（灯心草）

科属 灯心草科植物灯心草，其干燥茎髓入药。灯心草属植物全世界约有230种，分布于世界各地的温带和寒带地区。中国约有76种，入药用约有7种。

地理分布 田边、水旁等潮湿处多生长。分布于我国长江下游以及陕西、四川、福建、贵州等地。四川以及江苏的苏州地区有栽培。

采收加工 夏末至秋季割取茎，晒干，取出茎髓，理直，扎成小把后使用。

用法用量 煎服，1～3克。

药理作用 抗病原微生物，抗氧化等。

性味归经 甘、淡，微寒。归心、肺、小肠经。

功能主治 利小便，清心火。用于尿少涩痛，心烦失眠，口舌生疮。

【灯心草】别名/虎须草·赤须·灯心·灯草·碧玉草·水灯心·猪矢草·洋牌洞·虎酒草·秧草

◎《本草纲目》记载灯心草：『降心火，止血，通气，散肿，止渴。烧灰入轻粉，麝香，治阴疳。』

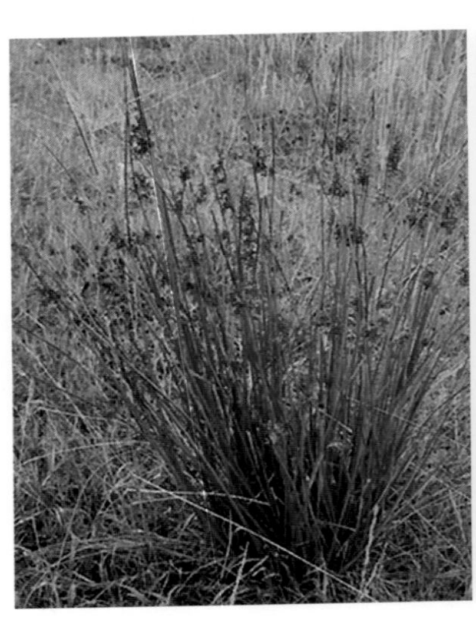

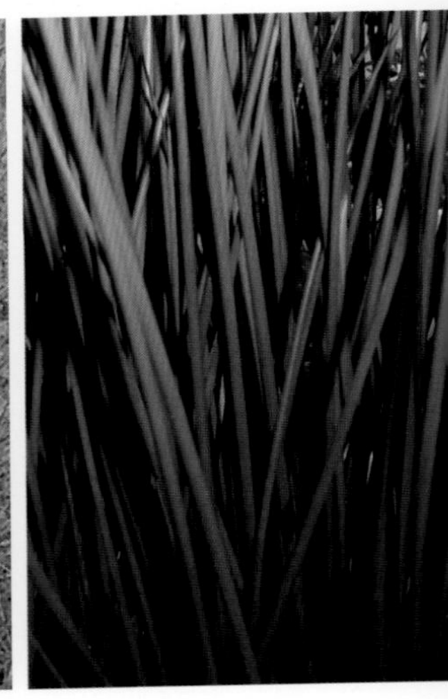

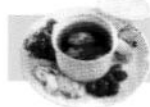

四季药膳养生

灯心草茶

灯心草、淡竹叶各 3 克。洗净，开水冲泡。代茶饮。适用于心烦口渴，失眠等症。

灯心草苦瓜汤

灯心草 4 ～ 6 扎，鲜苦瓜 150 ～ 200 克（切开去瓤和核）。煎汤饮。功能利尿通淋，清心降火。适用于小便短赤，暑日烦渴，伤暑身热，风热目赤等病症。

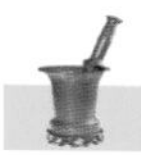

中医传世药方

导水茯苓汤

方选源流：《奇效良方》祛湿方。

中药组成：灯心草、大腹皮、木香、砂仁、陈皮各 20 克，赤茯苓、泽泻、白术、麦冬各 90 克，紫苏、桑白皮、槟榔、木瓜各 30 克。

炮制方法：上药研粗末，每服 15 克，水煎，空腹服。

功能主治：健脾化湿，利水消肿。适用于水肿，喘满倚息，不能平躺，胸腹胀满，不思饮食，小便涩痛等症。

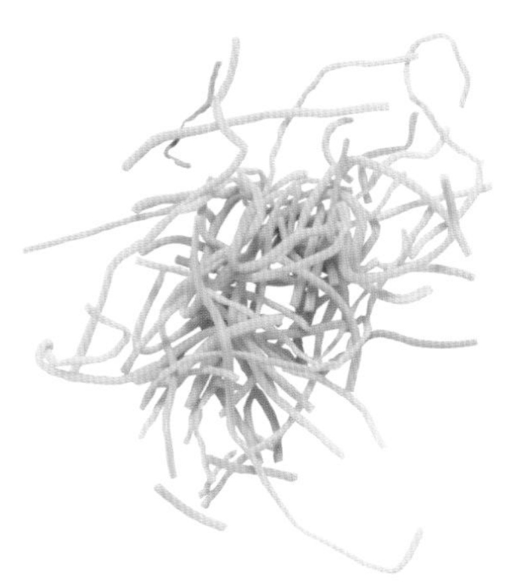

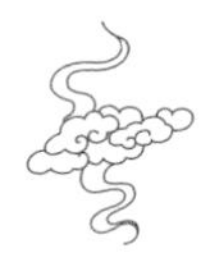

地肤（地肤子）

【地肤子】别名/地葵·地麦·益明·落帚子·独扫子·竹帚子·千头子·帚菜子·铁扫把子·扫帚子

◎《本草纲目》记载地肤子：『主治膀胱热，利小便，补中益精气。久服耳目聪明，轻身耐老，去皮肤中热气，使人润泽，散恶疮疝瘕，强阴。治客热丹肿。』

科属 藜科植物地肤，其干燥成熟果实入药。地肤属植物全世界约有 34 种，分布于欧洲、美洲、非洲及亚洲的温带地区。中国约有 7 种，入药用仅有 1 种。

地理分布 生于田边、荒野、路旁或者栽培于庭院，几乎遍布全国。

采收加工 每年秋季果实成熟的时候采收植株，晒干，打下果实，除去杂质。

用法用量 煎服，9 ～ 15 克。外用适量，煎汤熏洗。

药理作用 抑菌，抑制迟发型超敏反应，调节单核巨噬细胞吞噬功能等。

性味归经 辛、苦，寒。归肾、膀胱经等。

功能主治 祛风止痒，清热利湿。对于小便涩痛，阴痒带下，湿疹，风疹，皮肤瘙痒均有疗效。

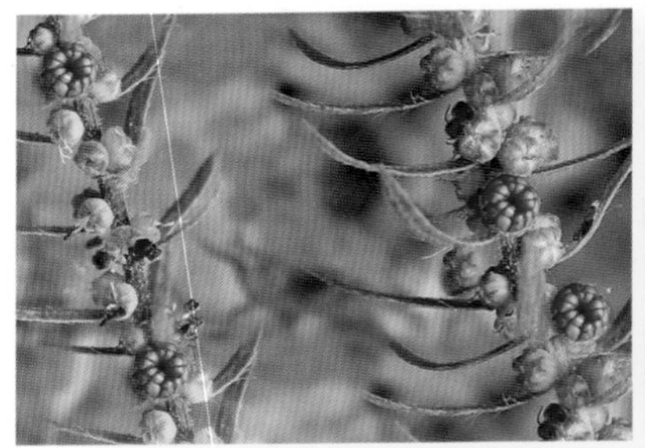

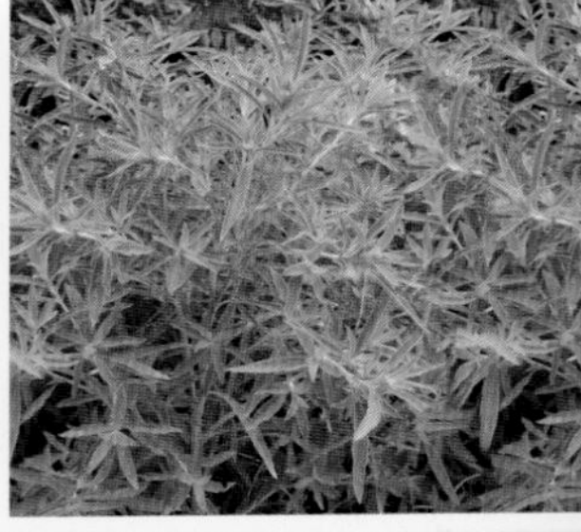

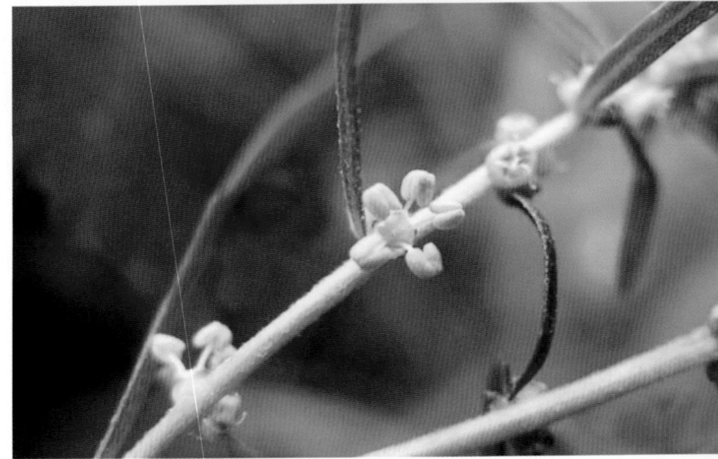

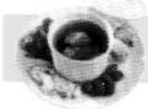

四季药膳养生

地肤子当归丹参饮

地肤子、三棱、莪术、僵蚕、干蟾皮、百部各15克，白鲜皮、当归各20克，生地、蒲公英各50克，丹参25克，苦参、白糖各30克。将上述药物洗干净，放入炖锅内，加水适量。将炖锅置大火上烧沸，再用小火煎煮25分钟，停火过滤，留汁液，加入白糖搅匀即成。每天2次，每次饮150克。功能清热，解毒，消肿。适用于扁平疣。

地肤苗拌凉菜

地肤苗或大株地肤的嫩尖不拘多少，洗净，焯熟，切碎，加芝麻油、食盐、蒜泥等凉拌食用。适用于风湿痹痛，身重倦怠等症。

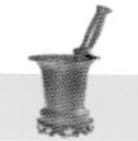

中医传世药方

止痒利湿方

方选源流：《奇方本草》渗湿方。

中药组成：地肤子、枸杞子、苦参各12克，防风、荆芥、苍术、蝉蜕、当归、百部各10克，生地黄、生石膏各15克，木通5克，知母8克，甘草2克。

炮制方法：加水煎沸15分钟，滤出药液，再加水煎20分钟，去渣，两煎药液兑匀，分次服，每天1剂。

功能主治：祛风止痒，清热利湿。适用于疥疮，湿疹，风疹，皮肤瘙痒等症。

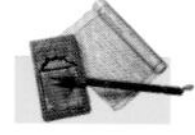

本草纲目附方

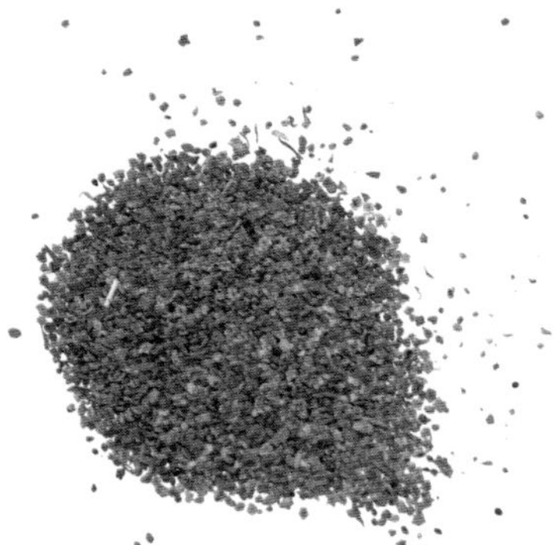

风热赤眼

地肤子一升（焙）、生地半斤，取汁和做饼，晒干研细为末。每次服三钱，空腹以酒送下。

疝气

地肤子炒后研细。每次服一钱，酒送下。

血痢不止

地肤子五两，地榆、黄芩各一两，共研为末。每次服一匙，温水调下。

小便不通

用地肤草榨汁服，或用地肤草一把，加水煎服。

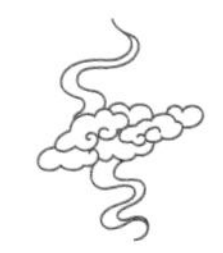

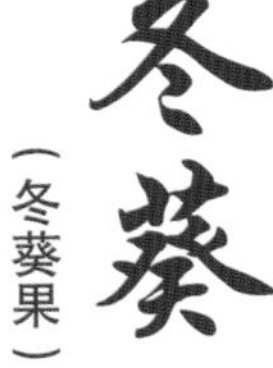

冬葵（冬葵果）

科属　锦葵科植物冬葵，其干燥成熟果实入药。

地理分布　我国西南以及甘肃、河北、湖北、江西、湖南等地有种植。

采收加工　夏秋二季种子成熟的时候采收。除去杂质，阴干，生用或者捣碎用。

用法用量　煎服，3 ～ 9 克。

药理作用　增强单核巨噬细胞吞噬的能力。

性味归经　甘、涩，凉。归大肠、小肠、膀胱经。

功能主治　下乳，利尿通淋，润肠。对于乳汁不通，淋症，便秘，乳房胀痛有疗效。

【冬葵果】 别名／葵子・葵菜子・冬葵子

◎《本草纲目》记载冬葵果：『主治五脏六腑，寒热羸瘦，五癃，利小便。久服坚骨长肌肉，轻身延年。疗妇人乳难内闭，肿痛，出痈疽头。下丹石毒，通大便，消水气，滑胎，治痢。』

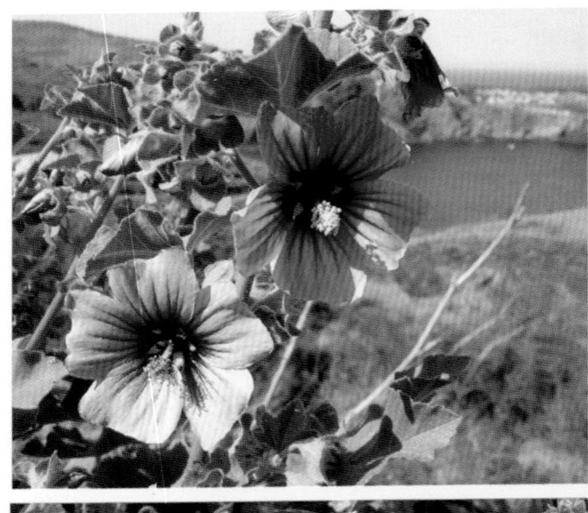

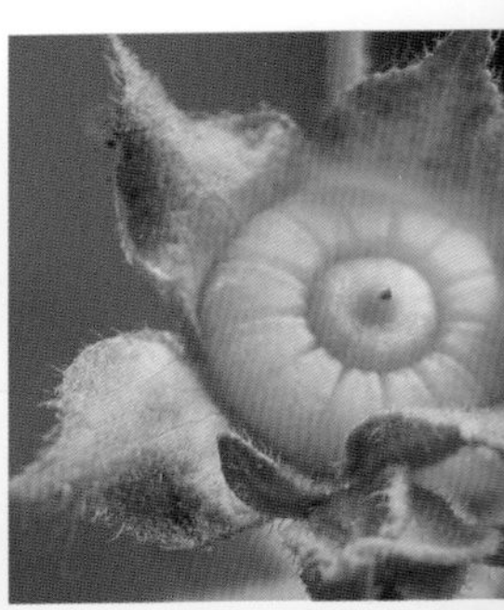

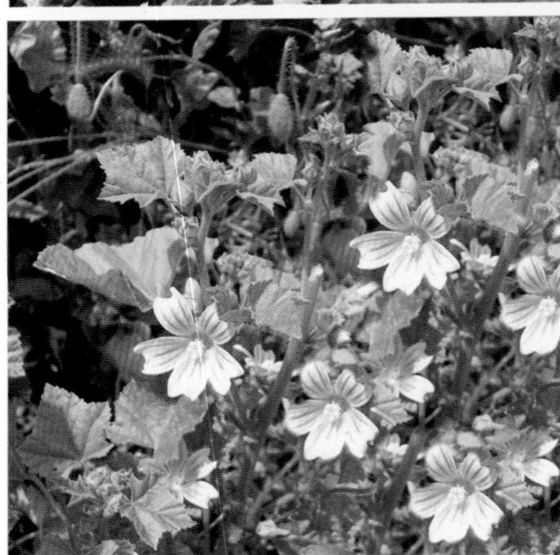

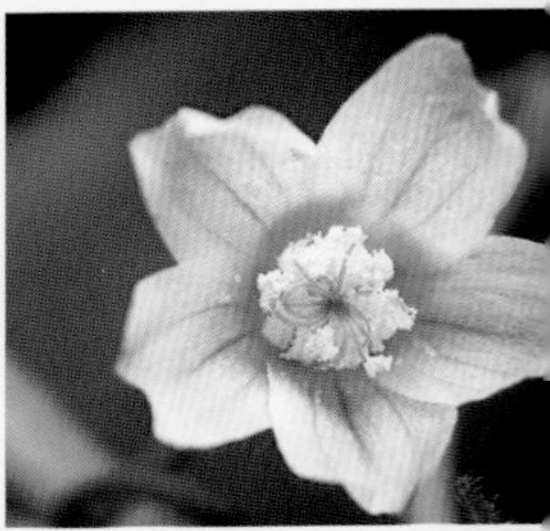

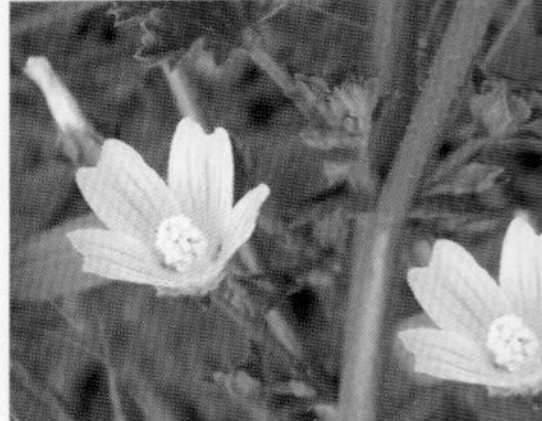

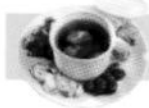

四季药膳养生

冬葵肉汤

冬葵叶（冬苋菜）、紫花地丁各50克，天胡荽60克，车前草30克，瘦猪肉90克。猪肉切块，剩余的药入纱布袋，扎口，加水共炖到肉烂，除药袋。食肉饮汤，顿服。功能利湿退黄，清热解毒。适用于湿热黄疸，小便短赤，发热口渴等症。

日轮温肾丸

冬葵果、红花、黄精、天冬、紫茉莉、蒺藜（或菱角）各4克，石榴子10克，白豆蔻8克，荜茇、玉竹各6克，肉桂3克。上述药一起粉碎成细粉，过筛混匀，凉开水泛丸，打光干燥。成人1次3克，每天2次，温开水或调蜂蜜水送服。功能温肾，利尿，消“黄水”。适用于肾寒腰痛，遗精淋下，寒性腹泻，宫寒带多，胃寒浮肿等寒性疾病。热性病忌用。

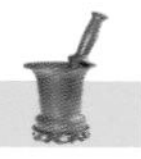

中医传世药方

琥珀利通散

方选源流：《太平圣惠方》祛湿方。

中药组成：冬葵子、琥珀、滑石、石韦、瞿麦各30克，木香、当归、赤芍药各15克。

炮制方法：上药研细末，每服6克，葱白汤调下。

功能主治：利水通淋，活血行气。适用于小便淋沥、灼热疼痛，脐腹疼痛等症。

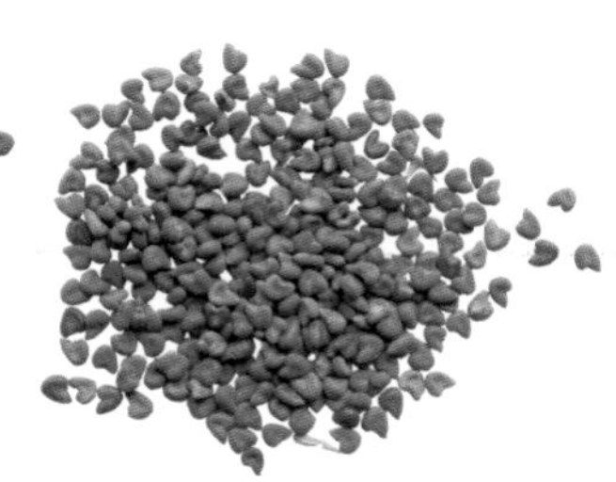

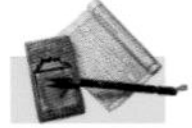

本草纲目附方

产后淋沥

葵子一合、朴硝八分，加水二升，煎成八合，先煎葵子，后下朴硝，一顿服完。

乳汁不通或乳房胀痛

葵子（炒香）、缩砂仁等份，共研为末，热酒送服二钱，效果灵验。

消渴利便

葵根五两，加水三碗煮汁，天明后服下，日服一次。

脸上疮疖

葵子、柏子仁、茯苓、瓜瓣各一两，共研末，每服一匙，饭后服，酒送下，日服三次。

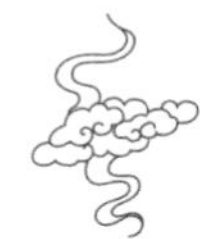

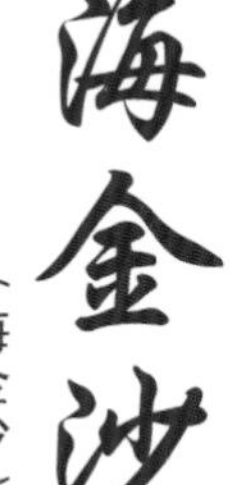

海金沙

（海金沙）

科属 海金沙科植物海金沙，其干燥成熟孢子入药。海金沙属植物全世界约有 44 种，分布于世界热带和亚热带地区。中国约有 9 种，入药用约有 5 种。

地理分布 路边林缘及阴湿山坡灌木丛中多有生长。我国中南、华东、西南地区以及陕西、甘肃多有分布。

采收加工 秋季孢子未脱落的时候采割藤叶，晒干，搓揉或者打下孢子，除去藤叶。

用法用量 煎服，6 ～ 15 克。

药理作用 促进胆汁分泌，抑菌等。

性味归经 甘、咸，寒。归膀胱、小肠经。

功能主治 通淋止痛，清利湿热。用于砂淋，热淋，石淋，膏淋，血淋，尿道涩痛。

【海金沙】 别名/左转藤灰

◎《本草纲目》记载海金沙：『治湿热肿满，小便热淋、膏淋、血淋、石淋茎痛。解热毒气。』

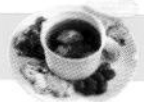

四季药膳养生

海金沙散

海金沙25克，茶叶15克，甘草、生姜各3克。前二味共研为细末。每次8克，用生姜、甘草煎汤送服。功能通淋清湿。适用于小便不通，热结小肠，脐下满闷等症。

海金沙草茶

海金沙全草60克，加冰糖，水煎取汁，代茶常饮。适用于小便不利，通淋止痛等症。

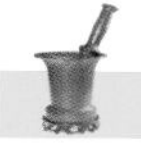

中医传世药方

滑石黄柏散

方选源流：《中医方剂》祛湿方。

中药组成：海金沙10克、黄柏9克、滑石30克、甘草5克。

炮制方法：上药共研为末，早晚服用，每服6～9克。

功能主治：清热通淋。适用于小便淋沥涩痛，尿频尿黄，烦躁口渴等症。

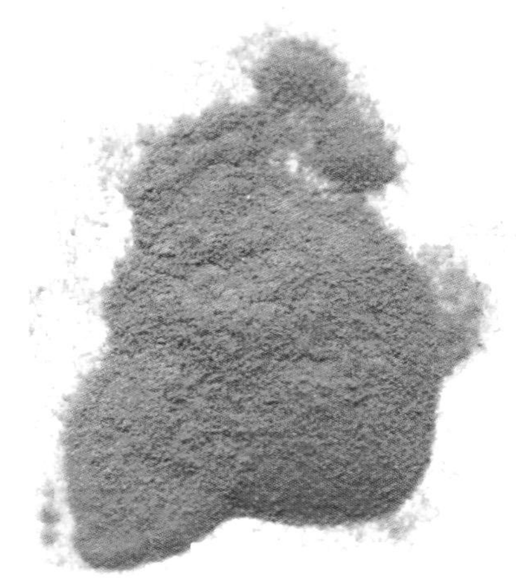

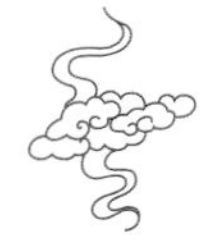

瞿麦

（瞿麦）

【瞿麦】别名/巨句麦·大兰·山瞿麦·瞿麦穗·南天竺草·麦句姜·剪绒花·龙须·四时美·杜老草子

◎《本草纲目》记载瞿麦：『关格诸癃结，小便不通，出刺决痈肿，明目去翳，破胎堕子，下闭血。』

科属 石竹科植物瞿麦或者石竹，其干燥地上部分入药。石竹属植物全世界约有590种，分布于欧亚大陆及非洲和美洲。中国约有15种，入药用约有8种。

地理分布 1. 瞿麦 山坡、路旁、草地及林下多有生长。全国大部分地区有分布。

2. 石竹 生于海拔1 000米以下的山坡草丛中。全国大部分地区均有分布。庭院也有栽培。

采收加工 夏秋二季花果期采割，除去杂质，干燥。

用法用量 煎服，9～15克。

药理作用 利尿，抑制心脏，兴奋子宫平滑肌等。

性味归经 苦，寒。归心、小肠经。

功能主治 破血通经，利尿通淋。对于石淋，热淋，小便不通，月经闭止，淋沥涩痛均有疗效。

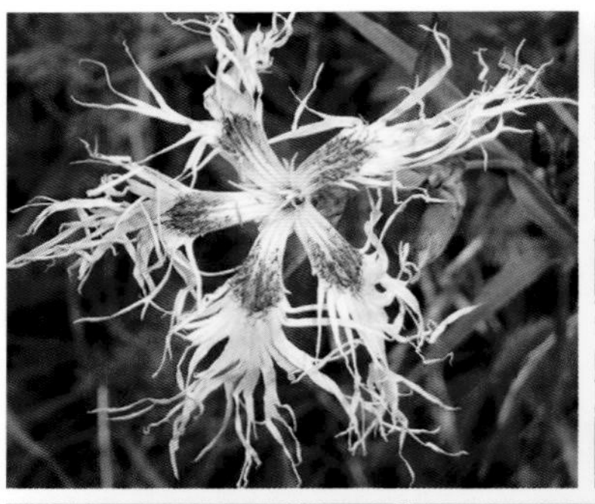

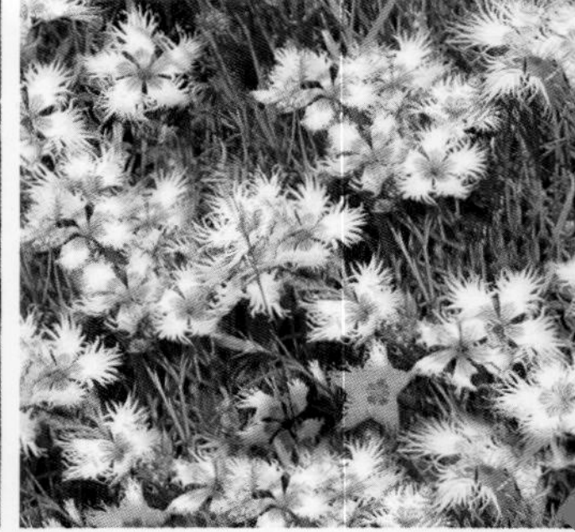

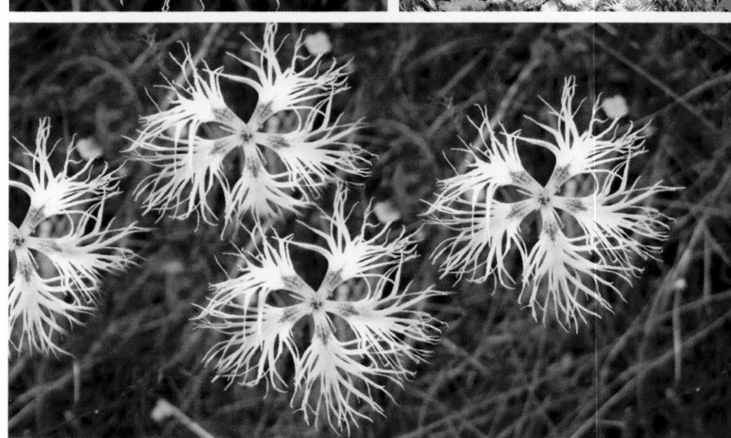

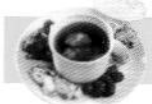

四季药膳养生

瞿麦滑石粳米粥

瞿麦10克、滑石25克、粳米80克。先把滑石用布包扎，然后与瞿麦同入砂锅煎汁，去渣，入粳米煮为稀粥。🔉适用于急性尿路感染各型病人。孕妇禁用。

利尿黄瓜汤

瞿麦10克，黄瓜1个，味精、盐、香油适量。先煎瞿麦，去渣取汁，再煮沸后加入黄瓜，加调料，待温食用。🔉功能清利水道。

涌泉散

瞿麦、穿山甲、王不留行、麦门冬、龙骨各等份。均研为细末，每服3克，热酒调下，并食猪蹄羹少许。🔉功能活血下乳。适用于产后乳汁缺少，乳胀胸闷等症。

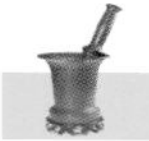

中医传世药方

清肠清热汤

方选源流：《寿世保元》止血方。

中药组成：瞿麦、当归各6克，生地黄、黄连、芍药、炒栀子、赤茯苓、木通、黄柏、知母、麦冬、乌梅、萹蓄各3克，甘草、灯心各1.5克。

炮制方法：水煎服。

功能主治：清热通淋，凉血止血。适用于尿血，血淋，尿频，尿急，尿痛等症。

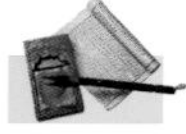

本草纲目附方

石淋

将瞿麦捣为末，每次服一匙，酒送下。一天服三次，三日后可将石排出。

小便不利

瞿麦二钱半，瓜蒌根二两，大附子一个，茯苓、山芋各三两，共研为末，炼为蜜丸，如梧子大。每次服三丸，一天服三次。如无效，每次可加服至七八丸，以小便通畅、腹中温暖为见效。

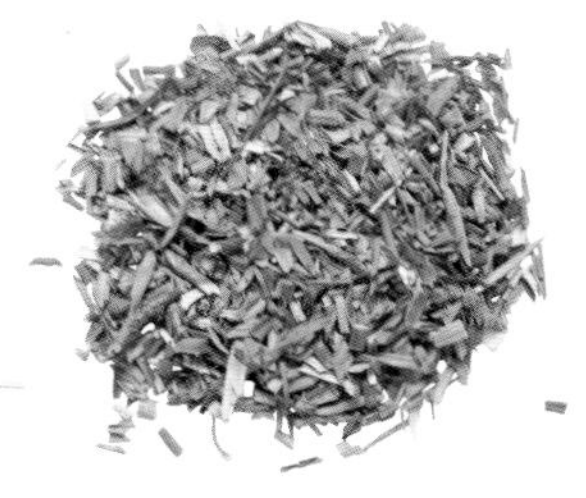

眼睛红肿、生疮

瞿麦炒黄、研细，以鹅涎调匀涂于眼边。将瞿麦捣汁涂眼亦有效。

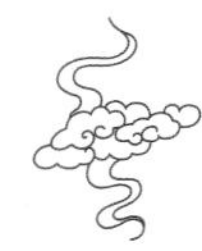

通脱木（通草）

科属 五加科植物通脱木，其干燥茎髓入药。

地理分布 生于向阳肥沃的土壤中，海拔高达 2 800 米，或者栽培于庭院中。我国西南及江苏、陕西、安徽、浙江、福建、江西、湖北、台湾、广西、广东等地多有分布。

采收加工 秋季割取茎，截成段，趁鲜取出髓部，理直，晒干后可使用。

用法用量 煎服，3 ～ 5 克。

药理作用 利尿。

性味归经 甘、淡，微寒。归肺、胃经。

功能主治 通气下乳，清热利尿。用于淋症涩痛，湿热尿赤，乳汁不下，水肿尿少。

【通草】 别名/寇脱·离南·通脱木·葱草·白通草·通花·通大海·五加风·大木通

◎《本草纲目》记载通草：『主治安心除烦，止渴退热，明耳目，治鼻塞，通小肠，下水，破积聚血块，排脓，治疮疖，止痛，催生下胞，女人血闭，月候不匀，天行时疾，头痛目眩。入太阴肺经，引热下降而利小便，入阳明胃经，通气上达而下乳汁。』

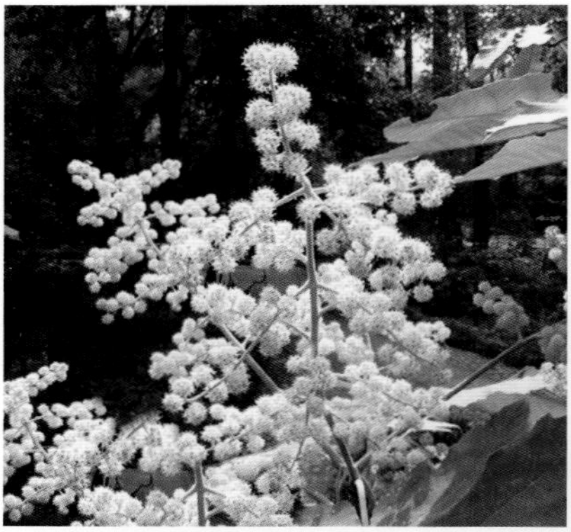

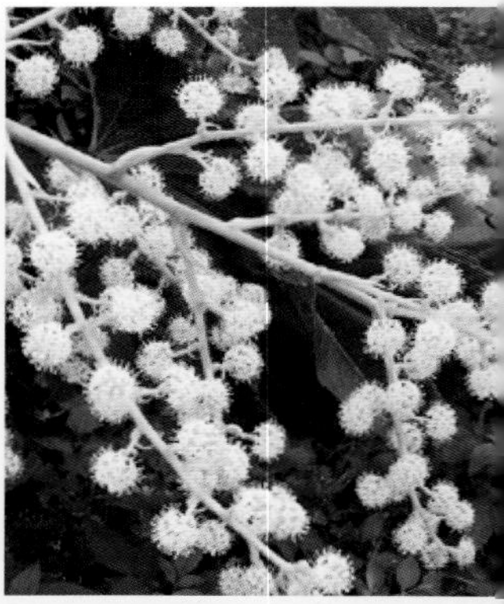

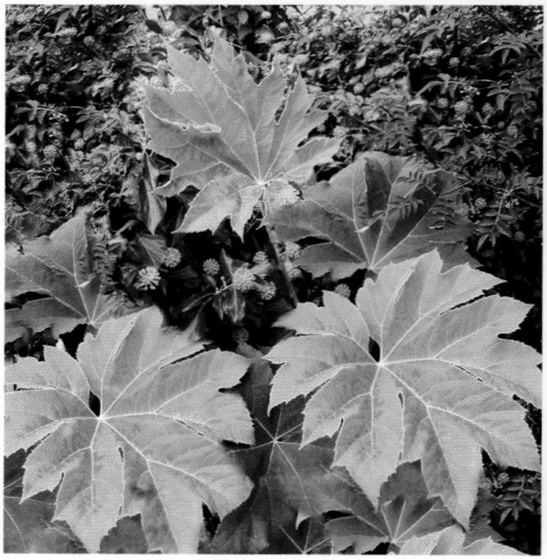

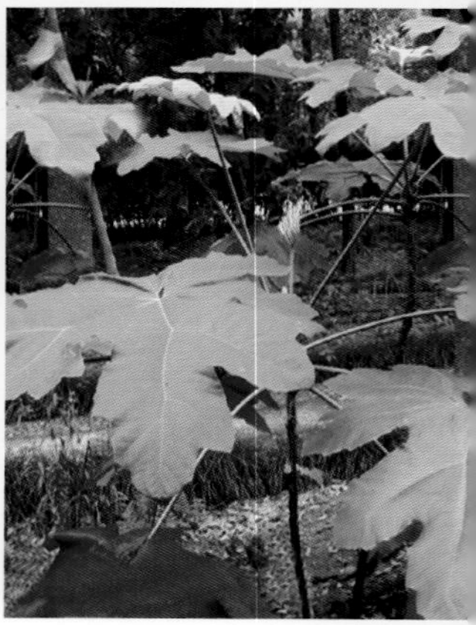

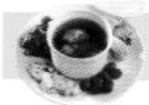

四季药膳养生

通乳猪蹄羹

通草8克、净猪蹄2只、调料适量。猪蹄治净，和通草同清炖到烂熟，加姜、葱、盐调味。吃肉喝汤。功能补虚通乳。适用于产后乳汁不下症。

通草猪蹄汤

通草15克、猪蹄1个、党参20克。猪蹄治净。先煮二药取汁，和猪蹄一同炖到烂熟。食肉饮汤。功能补虚通乳。适用于产后乳汁不下症。

通草糯米粥

通草、橘皮、生芦根各15克，糯米80克。前三味水煎取汁，和糯米煮粥。随意食用。功能调中和胃。适用于伤寒瘥后呕哕症。

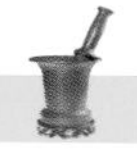

中医传世药方

通乳通络丹

方选源流：《傅青主女科》补益方。

中药组成：通草、桔梗各6克，人参8克，麦冬9克，当归10克，生黄芪12克，七孔猪蹄1只。

炮制方法：水煎服。

功能主治：益气补血，通络生乳。适用于产后乳汁不行，或行亦甚少，乳房无胀痛感，面色不华，皮肤干燥，舌淡少苔，脉虚弱等症。

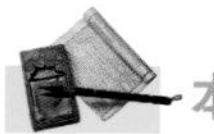

本草纲目附方

金疮踒折

通草煮汁酿酒，日饮。

洗头风痛

新通草瓦上烧存性，研末二钱，热酒送服。

收涩药

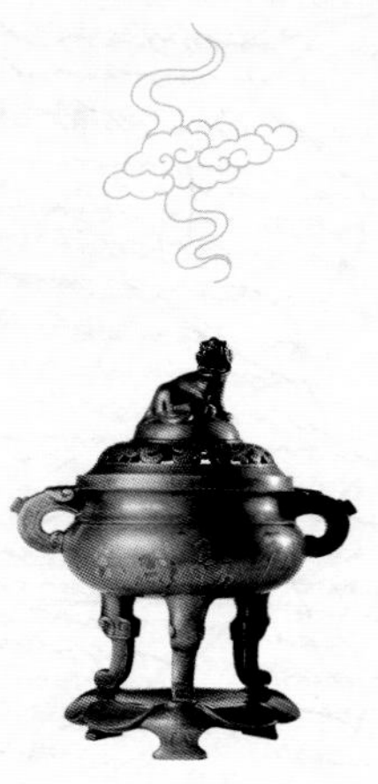

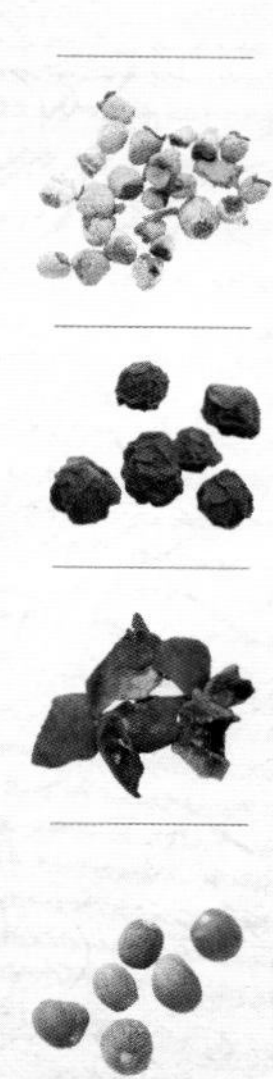

【概念】

在中医药理论中，凡以收敛固涩为主要功用，用来治疗各种滑脱病症的药物称为收涩药，又叫做固涩药。

【功效】

收涩药大多味酸涩，性温、平，主入脾、肺、肾、大肠经，分别具有止汗固表，敛肺肠，缩尿，止带，收敛止血等功效。

【药理作用】

中医科学研究表明，收涩药物主要具有抑制腺体分泌、收敛、止泻、抗菌作用。

【适用范围】

适用于久病体虚、正气不固的自汗、盗汗，遗精、滑精，尿频、遗尿，久泻、久痢，久咳虚喘，以及崩带不止等滑脱不禁的病症。

【药物分类】

收涩药物根据中医临床应用及药性的不同，分为固表止汗药、敛肺止咳药、涩肠止泻药、涩精缩尿止带药四类。

固表止汗药，性收敛，味多甘、平。多入心、肺经。能行肌表，调

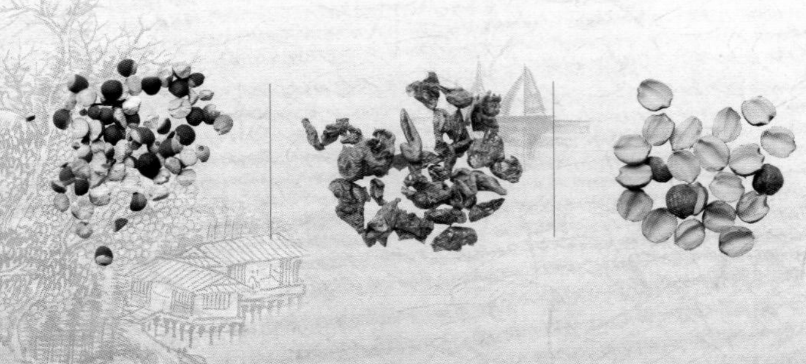

节卫分，顾护腠理而有固表止汗的功效。气虚肌表不固，虚热不退、腠理疏松、津液外泄的自汗阴虚不能制阳、阳热迫津外泄的盗汗多为临床应用。临床常用的固表止汗药有浮小麦、麻黄根、糯稻根须。

敛肺止咳药，具有敛肺止咳的功能，主入肺经。对肺虚喘咳久治不愈、呕吐腹痛、胆道蛔虫、梦遗滑精、便血脱肛、久泻久痢、痈肿疮毒、外伤出血、皮肤湿烂，或肺肾两虚、摄纳无权的虚喘症有主要功效。临床中药方常用的敛肺止咳药有乌梅、五味子、罂粟壳、诃子、五倍子。

涩肠止泻药，具有涩肠止泻、收敛止血、温中行气的功效。主入大肠经。多用于大肠虚寒不能固摄或脾肾虚寒所导致的久痢久泻、脘腹胀痛、食少呕吐、月经不调、便血崩漏。禹余粮、赤石脂、肉豆蔻、石榴皮为临床中药方常用的涩肠止泻药。

涩精缩尿止带药，主入膀胱经、肾经。具有缩尿、止带、补益肝肾、涩精固脱的功效。某些药物甘、温，还兼有补肾的功效。适用于肾虚不固所致的阳痿遗精、遗尿、尿频、大汗虚脱、脾虚久泻、便血、痔血以及带下清稀等症。临床中药方常用的涩精缩尿止带药有山茱萸、金樱子、桑螵蛸、芡实、覆盆子、刺猬皮、莲子、鸡冠花、海螵蛸、椿皮。

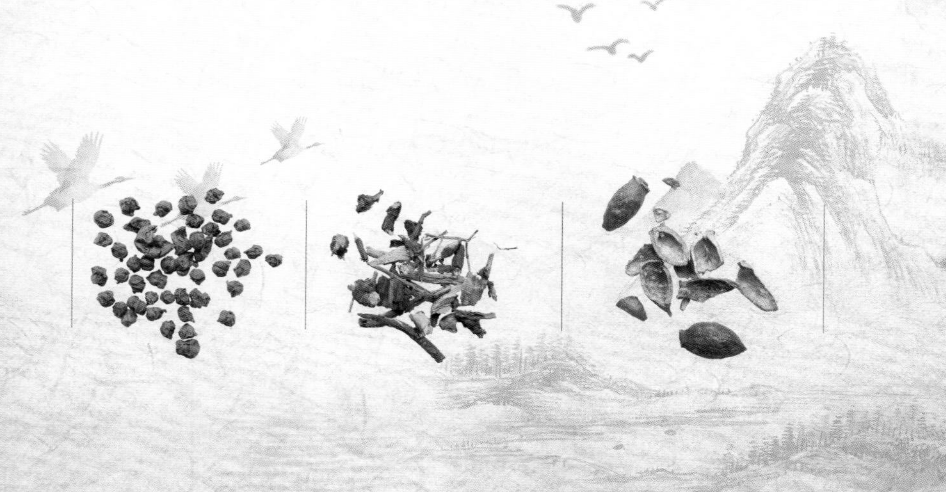

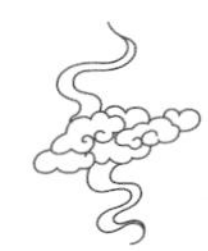

草麻黄（麻黄根）

【麻黄根】别名/苦椿根·麻黄草根·草麻黄根

◎《本草纲目》记载麻黄根：『根节：止汗，夏月杂粉扑之。茎：中风伤寒头痛，温疟，发表出汗，去邪热气，止咳逆上气，除寒热，破坚积聚。五脏邪气缓急，风胁痛。泄邪恶气。』

科属 麻黄科植物草麻黄和中麻黄，其干燥根及根茎入药。麻黄属植物全世界约有 40 种，分布于亚洲、美洲、欧洲东南部、非洲北部的干旱、荒漠地区。中国有 12 种，入药用约 10 种。

地理分布 1. 草麻黄　山坡、干燥荒地、平原、河床、草原、河滩附近及固定沙丘，常成片丛生。分布于我国华北及辽宁、吉林、河南西北部、陕西、新疆等地。

2. 中麻黄　海拔数百米至2 000米的干旱荒漠、戈壁、沙漠、干旱山坡及草地上多有生长。分布于我国华北、西北及山东、辽宁等地，以西北地区最为常见。

采收加工 立秋后挖出，取根，干燥，生用。

用法用量 煎服，3 ～ 9 克；外用适量研粉撒扑。

药理作用 降血压；止汗等。

性味归经 甘，平。归心、肺经。

功能主治 收敛止汗。用于盗汗，自汗。

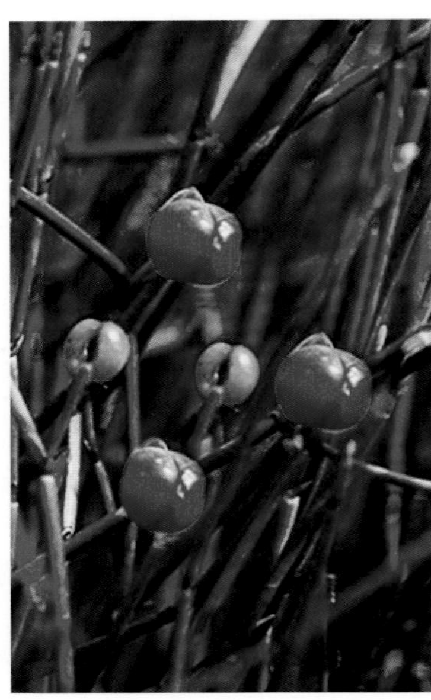

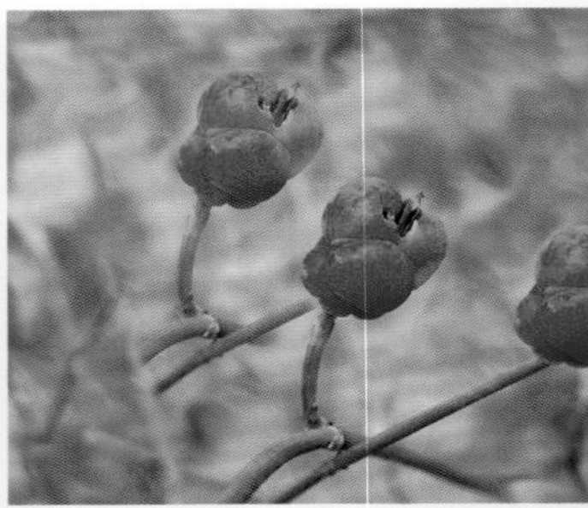

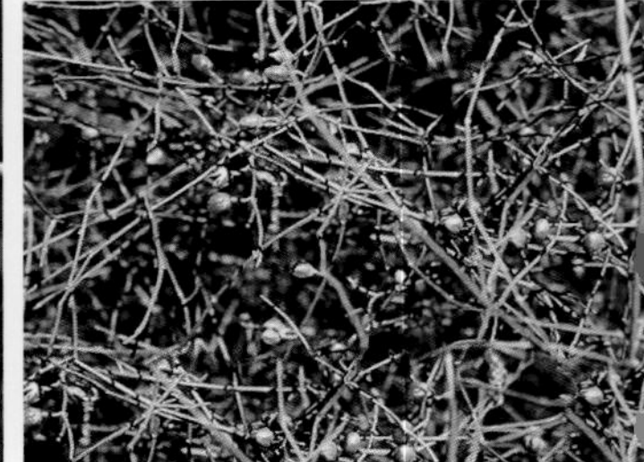

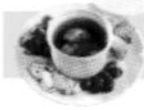

四季药膳养生

柴胡胜湿汤

麻黄根、柴胡、羌活、黄柏、苍术各5克，龙胆草39克，茯苓、泽泻、当归、防己、萆薢各10克，薏苡仁15克。水煎服。每天1剂，分2次服。功能收敛止汗。适用于湿热下注者调养。症见阴囊潮湿，体困倦怠。

麻黄根散粉

麻黄根、牡蛎（烧，研粉）各60克，附子（炮裂，去皮、脐）30克。上药捣细为散。用药末30克，与白米粉250克拌匀。把粉撒布于汗上，汗即止。适用于遇风虚汗出不止等症。

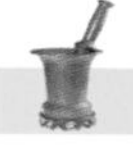

中医传世药方

麻黄根散

方选源流：《太平圣惠方》固涩方。

中药组成：麻黄根、黄芪、当归各30克。

炮制方法：研为粗末，每服10克，水煎服。

功能主治：补益气血，收敛止汗。适用于气血虚弱，产后虚汗不止、自汗、盗汗，少气懒言，面色发白，舌质淡白，脉细无力等症。

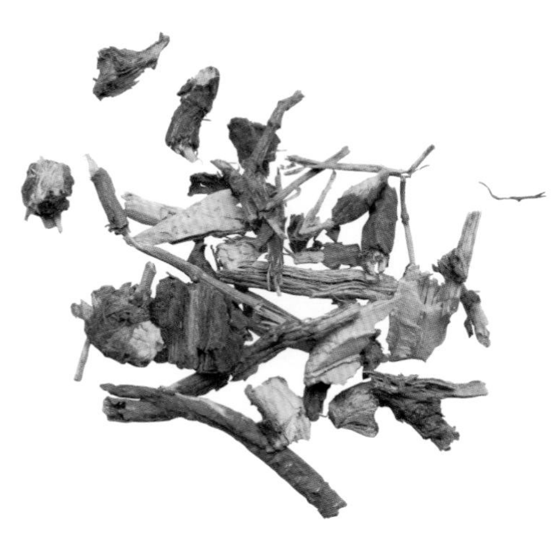

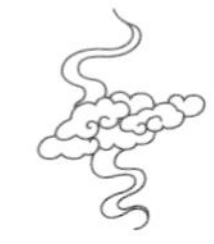

糯稻

（糯稻根须）

科属　禾本科草本植物糯稻，其干燥根及根须入药。

地理分布　我国水稻产区均产。

采收加工　每年夏、秋两季，糯稻收割后，挖取根茎和须根，除去残茎，洗净，晒干。

用法用量　煎服，15 ～ 30 克。

药理作用　益胃生津，固表止汗，退虚热。用于自汗，盗汗，骨蒸潮热，虚热不退。

性味归经　甘，平。归心、肝经。

功能主治　固表止汗，益胃生津，退虚热。用于自汗，盗汗，骨蒸潮热，虚热不退。

【糯稻根须】 别名/糯稻根・稻根须・糯谷根・糯稻草根

◎《药材资料汇编》记载糯稻根须：「止盗汗。」

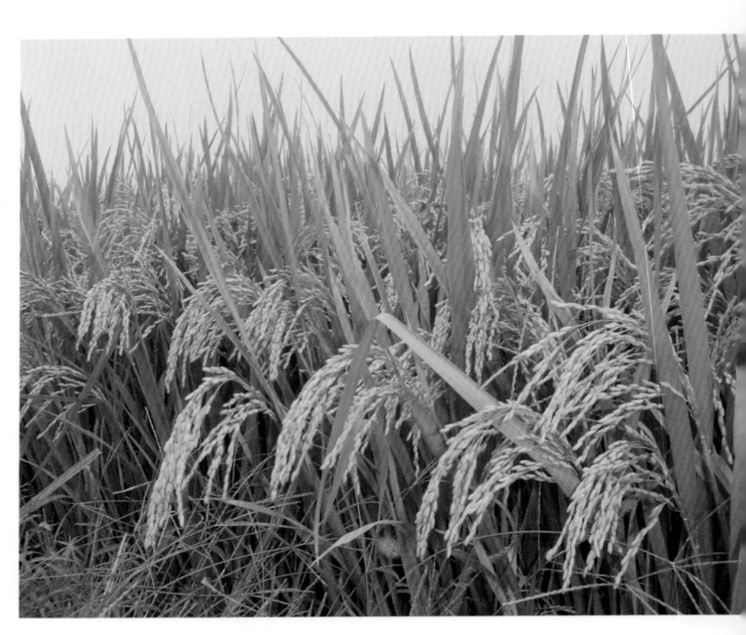

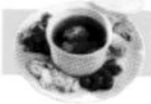

四季药膳养生

糯稻根泥鳅汤

糯稻根25克、泥鳅80克。将泥鳅宰杀洗净，然后用食油煎至金黄色。糯稻根用清水2碗煎至1碗时，入泥鳅煮汤，调味。吃鱼饮汤。每天1剂。功能补气固表止汗。适用于气虚自汗及产后汗出较多症。

糯稻根茶

陈年糯稻根100克、冰糖适量。水煎，去渣，入冰糖令溶。代茶饮。功能固表止汗，益胃生津，退虚热。适用于小儿百日咳等症。

糯稻草饮

糯稻草60克。洗净后切成约1寸长，加水500克，煎取250克，每天2次服用。功能固表止汗，益胃生津，退虚热。适用于黄疸型肝炎等症。

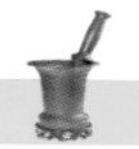

中医传世药方

固表敛汗汤

方选源流：《黄文东医案》固涩方。

中药组成：糯稻根、浮小麦、煅龙骨各30克，党参12克，白术、白芍各9克，桂枝3克，木瓜、陈皮、炙甘草各6克，红枣5枚。

炮制方法：水煎服。

功能主治：益胃健脾，固表止汗。适用于气血俱虚、脾胃虚弱的自汗，盗汗，骨蒸潮热等症。

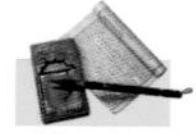

本草纲目附方

烫伤火灼

将稻秆灰在冷水中淘七遍，带湿摊伤处，药干即换。若是湿疮，则将稻秆灰淘后焙干，加油调涂。三五次可愈。

自汗不止

糯米、小麦麸同炒，研为末。每服三钱，米汤送下；或煮猪肉蘸末食。

腰痛虚寒

取糯米二升，炒热装袋中，拴靠在腰痛处。另以八角、茴香研酒内服。

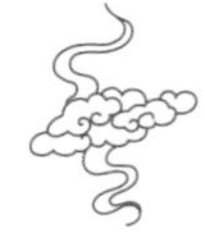

小麦（浮小麦）

【浮小麦】别名/浮水麦·浮麦

◎《本草纲目》记载浮小麦："益气除热，止自汗，盗汗，骨蒸虚热，妇人劳热。"

科属　禾本科植物小麦，其干燥轻浮瘦瘪的果实入药。小麦属植物全世界约有19种，分布于亚洲、欧洲及北美洲。中国约有4种，仅本种入药。

地理分布　全国产麦区均有生产。

采收加工　每年夏至前后，果实成熟采收后，取轻浮瘪瘦和没脱净皮的麦粒，筛去灰屑，用水漂洗，然后晒干。

用法用量　煎服，15～30克；研末服，3～5克。

药理作用　抑制汗腺分泌等。

性味归经　甘，凉。归心经。

功能主治　固表止汗，除热，益气。用于盗汗、自汗，骨蒸劳热。

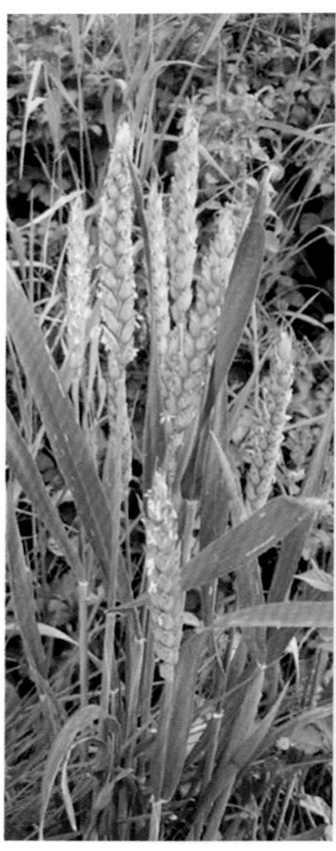

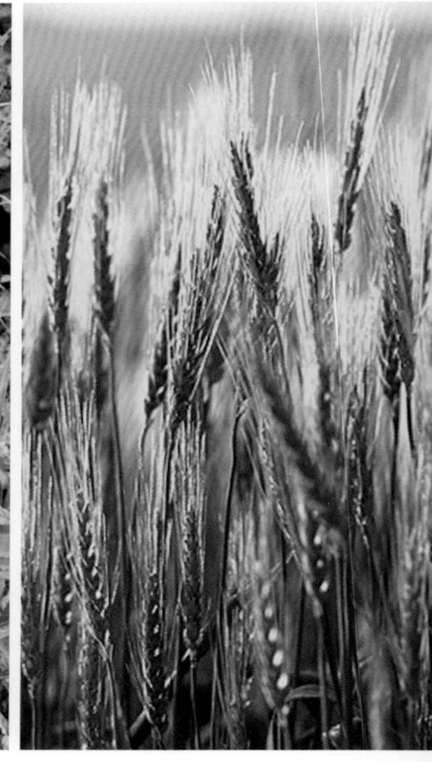

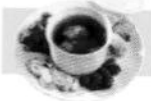

四季药膳养生

小麦山药粥

小麦 100 克、淮山药 50 克、白糖 20 克。将前二味一起捣成碎末，加水煮成粥状，用白糖调味。随意服食即可。🔊 功能补气虚。适用于脾胃虚弱所致的胃脘冷痛，大便溏薄，消化不良等症。

小麦糯米粥

小麦仁 60 克、糯米 30 克、大枣 15 枚、白糖少许。将前三味洗净，共煮作粥，入白糖使其溶。每天 2 次。🔊 适用于病后脾虚、盗汗、自汗等症。

小麦黄芪牡蛎汤

小麦 30 克，黄芪、生牡蛎各 18 克。将牡蛎先煎，30 分钟后下黄芪、小麦同煎，再煎 60 分钟，饮汤。每天 1 剂。🔊 功能益气固表止汗。适用于气虚自汗症等。

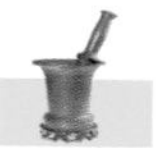

中医传世药方

浮麦麻根茶

方选源流：《民间验方》固涩方。
中药组成：浮小麦 30 克，绿茶末、麻黄根各 6 克。
炮制方法：研为粗末，水煎取汁代茶饮用。
功能主治：敛汗止汗。适用于盗汗症等。

固表止汗茶

方选源流：《中医验方集锦》固涩方。
中药组成：浮小麦、生黄芪、稆豆花各 9 克，红枣 7 枚。
炮制方法：加水煎汤，代茶饮服。日 1 剂，2 次服。
功能主治：固表止汗，调和营卫。适用于盗汗症者。

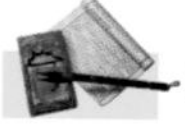

本草纲目附方

产后虚汗

小麦麸、牡蛎等份，研为末，加猪肉汁调服二钱。一天服两次。

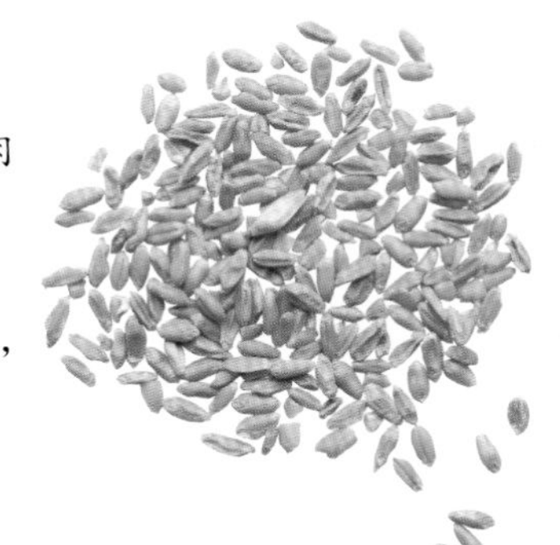

身上瘢痕

春夏用大麦麸，秋冬用小麦麸，筛粉，调油涂敷患处。

热疮，烫伤火灼

用醋炒麦麸敷贴患处。

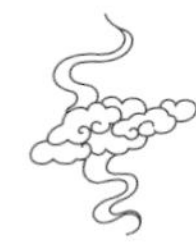

梅（乌梅）

【乌梅】别名/梅实·山梅·盐海·杏梅·熏梅·橘梅肉·酸梅

◎《本草纲目》记载乌梅：『敛肺涩肠，治久嗽，泻痢，反胃噎膈，蛔厥吐利，消肿，涌痰，杀虫，解鱼毒、马汗毒、硫黄毒。』

科属 蔷薇科植物梅，其干燥近成熟果实入药。李属植物全世界约有199种，分布于北温带。中国约有139种，入药用约有30种。

地理分布 主产于我国四川、福建、贵州、湖南、浙江、湖北、广东。以四川产量最大，浙江长兴质量最佳。此外，我国云南、陕西、广西、江西、安徽、江苏、河南等地也出产。

采收加工 当果实呈黄白或青黄色，尚未完全成熟时摘下，按大小分开，分别炕焙，当梅子焙至六成干时，上下翻动，使它干燥均匀，到果肉呈黄褐色起皱皮为可。焙后再闷3日，等到变成黑色即成。

用法用量 煎服，6～12克。

药理作用 驱蛔；抗病原微生物等。

性味归经 酸、涩，平。归肝、脾、肺、大肠经。

功能主治 敛肺，涩肠，生津，安蛔。用于肺虚久咳，久痢肠滑，蛔厥，虚热消渴，呕吐腹痛；胆道蛔虫症。

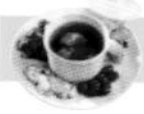

四季药膳养生

乌梅红枣汤

乌梅8枚、蚕茧壳1个、红枣（大枣）6枚。洗净水煎服。每天1剂，代茶饮。功能温肾缩泉。适用于小儿肾阳不足，肢冷畏寒，夜间遗尿或出而不禁，小便清长等症。

乌梅白糖汤

乌梅8枚、白糖80克。煎汤，代茶饮。功能生津止渴，养阴敛汗。适用于温病口渴及夏季烦热，汗出，口渴等症。

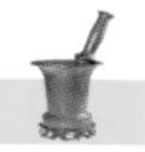

中医传世药方

乌梅丸

方选源流：《伤寒论》驱虫方。

中药组成：乌梅300枚，炮附子、细辛、人参、黄柏、桂枝各180克，干姜300克，当归、蜀椒各120克，黄连500克。

炮制方法：上药共研为末混匀，乌梅用50%醋浸一宿，去核打烂蒸熟，和上药末，加蜜制丸，每服9克，日服1～3次，空腹温开水送下。亦可水煎服，用量酌减。

功能主治：温脏安蛔。适用于蛔厥，呕吐腹痛，得食即吐，常自吐蛔，手足厥冷，久痢久泻等症。

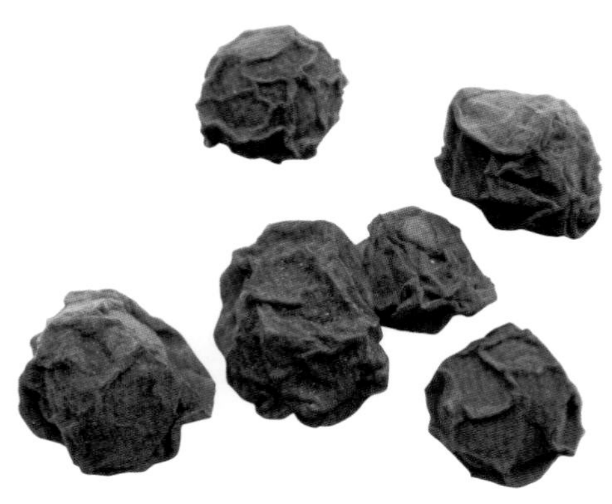

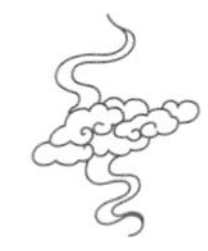

五味子

（五味子）

【五味子】别名/五梅子·辽五味·山花椒·香苏·红铃子

◎《本草纲目》记载五味子：『益气，咳逆上气，劳伤羸瘦，补不足，强阴，益男子精。养五脏，除热，生阴中肌。治中下气，止呕逆，补虚劳，令人体悦泽。壮筋骨，治风消食，反胃霍乱转筋，解酒毒。治喘咳燥嗽，壮水镇阳。』

科属　木兰科植物五味子，其干燥成熟果实入药。五味子属植物全世界约有29种，分布于亚洲东部及东南部。中国约有18种，入药用约有12种。

地理分布　生于海拔1 500米以下的向阳山坡杂林、林缘及溪旁灌木中。分布于我国东北、华北及河南等地。

采收加工　在8月下旬至10月上旬，果实呈紫红色时，随熟随收，晒干或阴干。遇雨天可用微火炕干。

用法用量　煎服，1.5～6克。

药理作用　兴奋呼吸中枢；增强机体适应能力；强心；改善学习记忆能力；抗肝损伤；降血压；抗氧化；抗惊厥；抗菌；抗胃溃疡；抗肿瘤等。

性味归经　酸、甘，温。归肺、心、肾经。

功能主治　收敛固涩，益气生津，补肾宁心。用于久嗽虚喘，梦遗滑精，尿频遗尿，久泻不止，自汗，盗汗，津伤口渴，短气脉虚，内热消渴，心悸失眠。

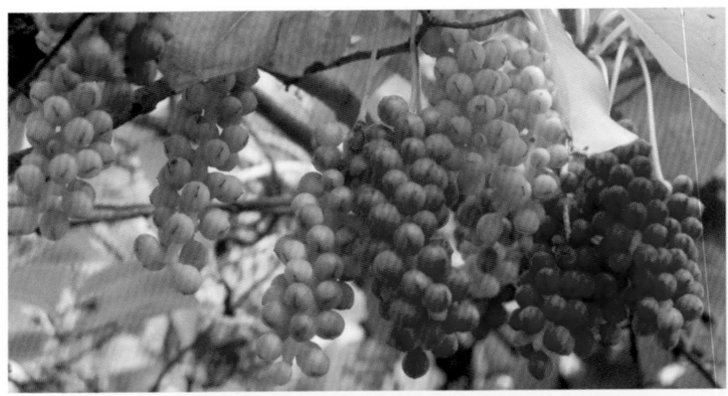

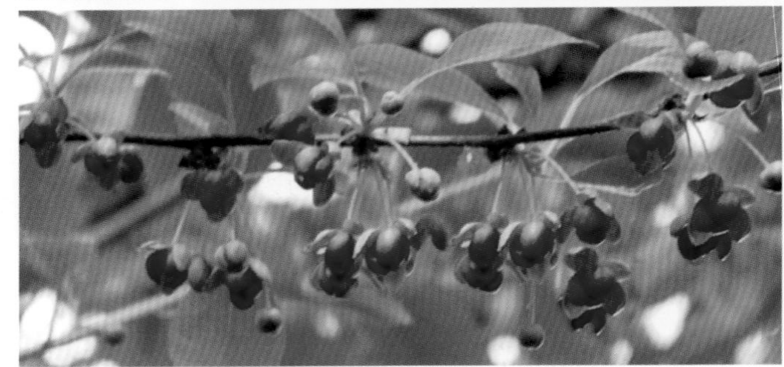

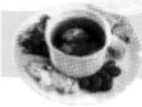

四季药膳养生

五味子茶

五味子10克，紫苏梗、人参各2克，砂糖60克。前三味水煮熬汁，去渣澄清，加入砂糖。代茶慢饮。功能补肾收敛，益气生津。适用于肺的气阴两伤，肾水不能上承而引起的咳嗽，胸闷，口渴不能多饮，气少乏力等症。

五味子蜂蜜膏

五味子300克、蜂蜜适量。五味子用水洗净，后煮烂，去渣，浓缩，加蜂蜜，制膏。每服20毫升，日3次。功能收敛固涩，益气生津，补肾宁心。适用于心肾不交，遗精盗汗，虚烦不寐，各种神经衰弱失眠症，急慢性肝炎谷丙转氨酶高者调养。

五味枸杞茶

五味子、枸杞子各150克。二味一起捣碎，用砂锅盛水2000毫升，煮沸，放置20分钟，日服2次。功能益气生津，补肾宁心。适用于夏季食欲不振，疲乏无力，消瘦多汗，气短懒言，口干烦渴，心悸失眠等症。

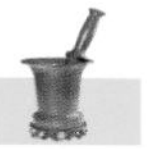

中医传世药方

五味子敛肺汤

方选源流：《证治准绳》止咳平喘方。

中药组成：五味子、人参各6克，麦冬、陈皮、杏仁各9克，生姜3片，大枣5枚。

炮制方法：水煎服，日服2次。

功能主治：益气生津，敛肺止咳。适用于肺脏气阴两虚，久咳少痰，喘促自汗，口舌干燥，短气脉虚，内热消渴，心悸失眠等症。

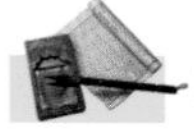

本草纲目附方

久咳肺胀

五味子二两，粟壳白饧炒过半两，研为末，制白饧丸如梧子大，每日一丸。

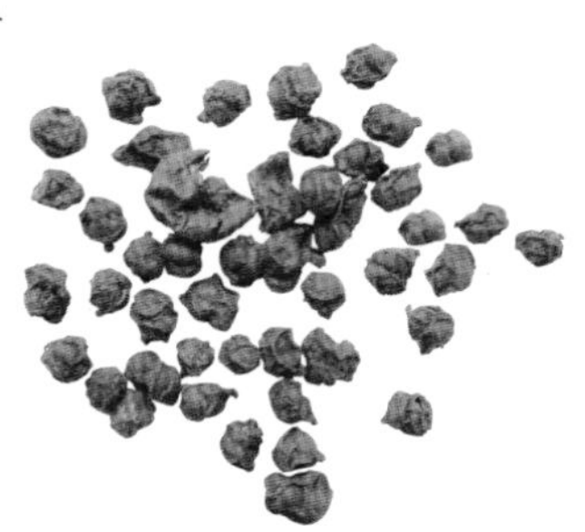

痰嗽并喘

五味子、白矾等份，研为末。每服三钱，以生猪肺炙熟，蘸末细嚼，白汤送下。

阳事不起

新五味子一斤，研为末。酒服方寸匕，日三服。忌猪鱼蒜醋。仅一剂，即可。

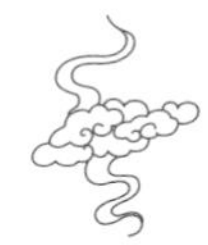

罂粟（罂粟壳）

【罂粟壳】别名/米壳・粟壳・烟斗斗・鸦片烟果果・罂子粟壳

◎《本草纲目》记载罂粟壳：『壳：止泻痢，固脱肛，治遗精久咳，敛肺涩肠，止心腹筋骨诸痛。米：丹石发动，不下饮食。和竹沥煮作粥食，极美。驱风通气，驱逐邪热，治疗反胃胸中痰滞。治泻痢，润燥。』

科属　罂粟科植物罂粟，其干燥成熟果壳入药。罂粟属植物全世界约有 99 种，分布于亚洲中部、欧洲中南部、美洲、大洋洲及非洲南部。中国约有 7 种。

地理分布　我国部分地区的药物种植场有少量栽培，原产于欧洲南部及亚洲中部。

采收加工　于夏季采摘已除去浆汁的果实，破开，除去蒂以及种子，晒干。

用法用量　煎服，3 ～ 6 克。

药理作用　抑制呼吸中枢；镇痛，镇静，催眠；镇咳；止泻等。

性味归经　壳：酸、涩，平；有毒。归大肠、肺、肾经。米：甘，平，无毒。

功能主治　敛肺，涩肠，止痛。用于久咳，久泻，脱肛，脘腹疼痛。

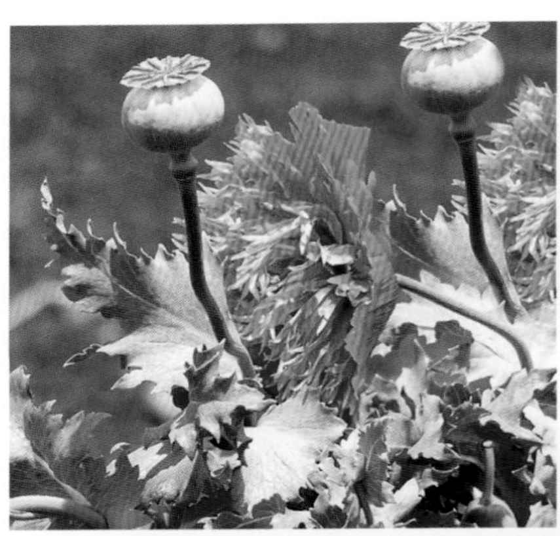

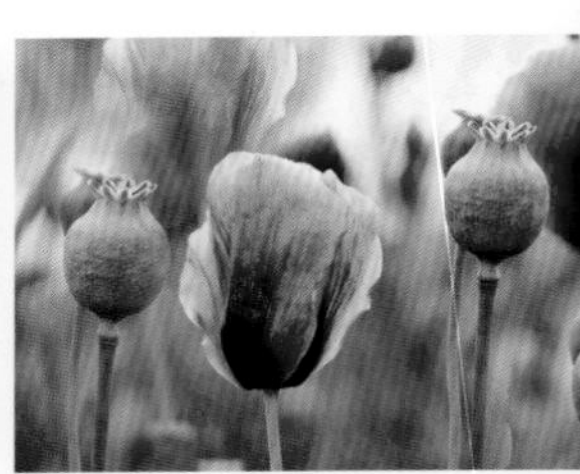

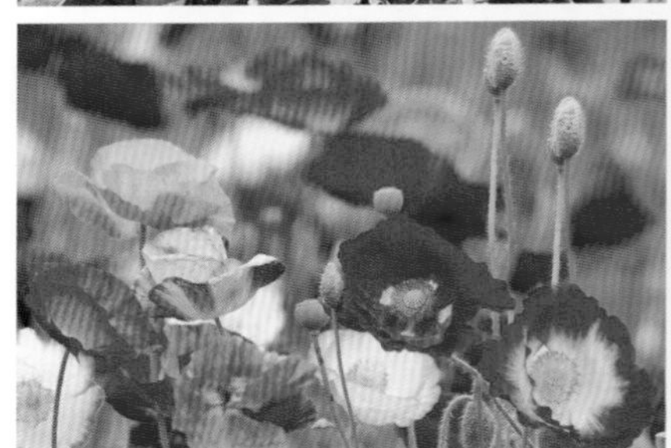

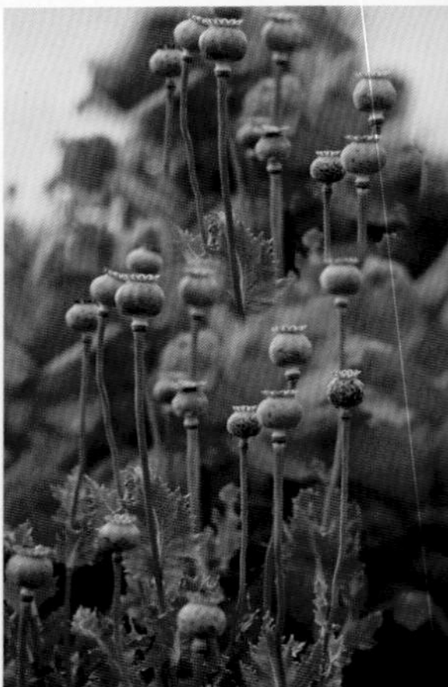

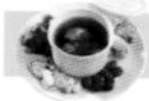

四季药膳养生

罂粟山药粥

白罂粟米100克、人参末10克、生山药（切细研磨）30克。煮粥，入生姜汁及盐花少许，搅匀，分2次服用，不计早晚食用。功能敛肺止咳，涩肠止呕。适用于反胃饮食不畅，腹痛及久咳，久泻，久痢，脱肛等症。

罂粟壳健脾和胃汤

罂粟壳4克，炒苍术、茯苓、山楂炭、车前子（包煎）、泽泻、鸡内金各6克，木香、槟榔各5克，砂仁、炙甘草各3克。诸药水煎浓缩成200毫升，每天1剂，代茶饮。功能敛肺止咳，涩肠止呕。适用于婴幼儿消化不良，泄泻、呕吐、发热等症。

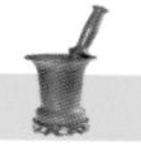

中医传世药方

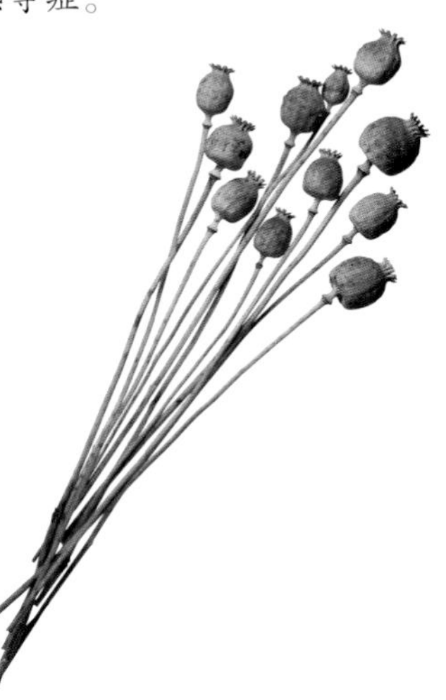

神圣散

方选源流：《普济方》固涩方。

中药组成：罂粟壳、乌梅肉、肉豆蔻、干姜各15克。

炮制方法：上药共研为末，每服6克，加生姜5片，水煎服。

功能主治：温中涩肠，敛肺止痛。适用于虚寒泻痢，日久不止等症。

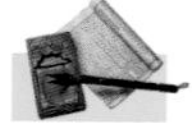

本草纲目附方

热痢便血

粟壳（醋炙）一两、陈皮半两，共研为末。每服三钱，乌梅汤送下。

久咳不止

粟壳去筋，蜜炙为末。每服五分，蜜汤送下。

水泻不止

罂粟壳一枚（去蒂膜），乌梅肉、大枣肉各十枚，加水一碗，煎至七成，温服。

久痢不止

粟壳（蜜炙）、厚朴（姜制）各四两，共研为末。每服一钱，米汤送下。忌食生冷。

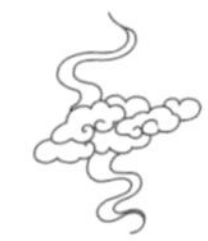

肉豆蔻

（肉豆蔻）

【肉豆蔻】别名/豆蔻·肉果·玉果

◎《本草纲目》记载肉豆蔻：『调中下气，开胃，解酒毒，消皮外络下气。治宿食痰饮，止小儿吐逆，不下乳，腹痛。暖脾胃，固大肠。』

科属　肉豆蔻科植物肉豆蔻，其干燥种仁入药。肉豆蔻属植物全世界约有118种，分布于大洋洲、南亚和印度东部、菲律宾。中国约有4种，仅本种可入药。

地理分布　原产马鲁古群岛，热带地区广泛栽培。我国台湾、云南、广东等地引入栽培。

采收加工　采摘成熟果实，除去果皮，剥去假种皮，使种仁在45℃环境中慢干，经常翻动，当种仁摇晃有声响时即可。如果高于45℃，脂即溶解，失去香味，质量下降。

用法用量　煎服，3～9克。

药理作用　小剂量促进胃液分泌及胃肠蠕动；大剂量则抑制，镇静，抗肿瘤，抗炎等。

性味归经　辛，温。归脾、胃、大肠经。

功能主治　涩肠止泻，温中行气。用于脾胃虚寒，脘腹胀痛，久泻不止，食少呕吐。

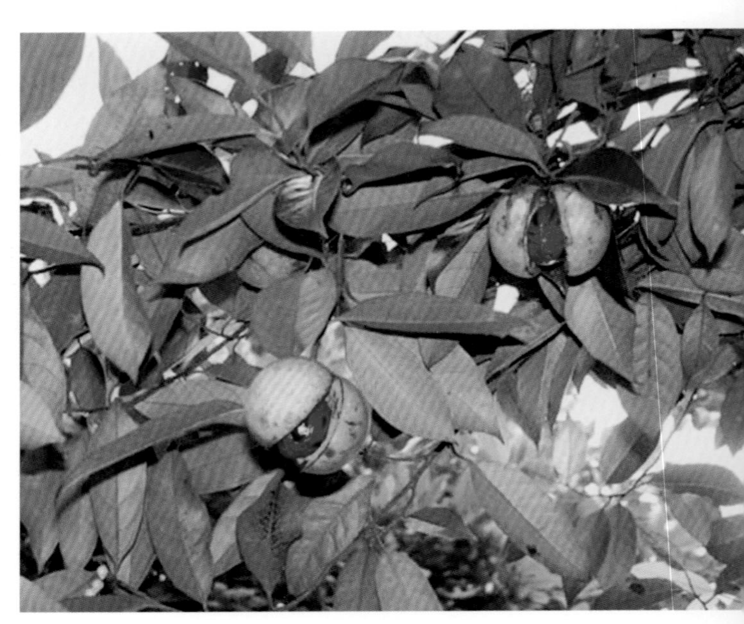

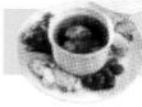

四季药膳养生

豆蔻饼

肉豆蔻40克、面粉200克、红糖100克、生姜120克。先把肉豆蔻去壳，然后研为极细粉末，生姜洗净后刮去外皮，捣烂后加入冷开水约300克，后绞取生姜汁；将面粉同肉豆蔻粉末以及红糖，一同用生姜水和匀后，如常法做成小饼约30块，然后放入平底锅内，烙熟即可。每天3次，每次嚼食2小块，直至痊愈。功能温中行气，健脾消食，止泻。适用于小儿脾虚腹泻或受凉后所致的水泻。热痢和湿热泻不宜选用。

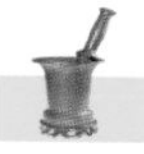

中医传世药方

真人养脏汤

方选源流：《太平惠民和剂局方》固涩方。

中药组成：人参、炙甘草各6克，肉豆蔻、白术、诃子各12克，白芍15克，当归、木香各9克，肉桂3克，罂粟壳20克。

炮制方法：锉为细末，每服6克，水煎，去渣，食前温服。亦可作汤剂水煎服。

功能主治：温补脾肾，涩肠止泻。适用于脾肾虚寒，久痢久泻，大便滑脱不禁或脱肛不收，脐腹疼痛，便脓血，神疲食少，舌淡苔白，脉沉迟等症。

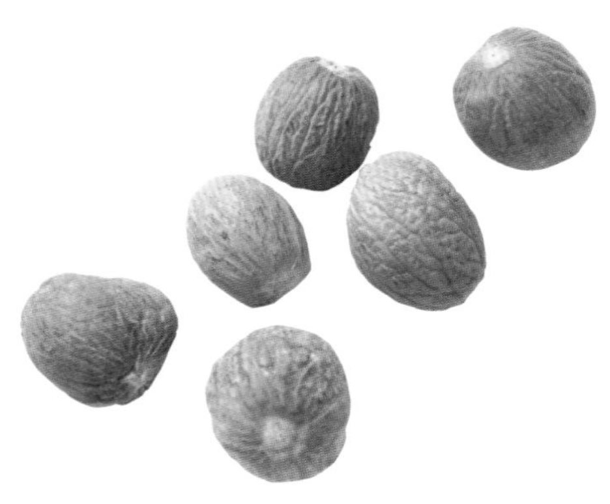

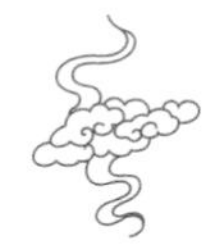

石榴（石榴皮）

科属　石榴科植物石榴，其干燥果皮入药。

地理分布　主产于我国湖南、江苏、四川、山东、湖北、云南等地。全国大部分地区都出产。

采收加工　秋季果实成熟，顶端开裂时采摘，除去种子以及隔瓤，切成瓣，晒干，或者用微火烘干。

用法用量　煎服，3 ～ 9 克。

药理作用　收敛；驱虫；抗菌，抗病毒等。

性味归经　酸、涩，温。归大肠经。

功能主治　涩肠止泻，止血，驱虫。用于久泻，久痢，便血，脱肛，崩漏，白带，虫积腹痛。

【石榴皮】别名/石榴壳·酸石榴皮·酸榴皮·西榴皮

◎《本草纲目》记载石榴皮：『止下痢漏精。治筋骨风，腰腿不遂，行步挛急疼痛，涩肠。取汁点目，止泪下。煎服，下蛔虫，止泻痢，下血，脱肛，崩中、带下。』

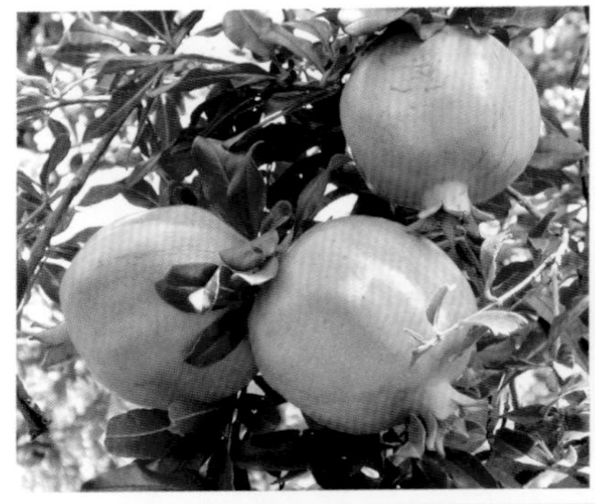

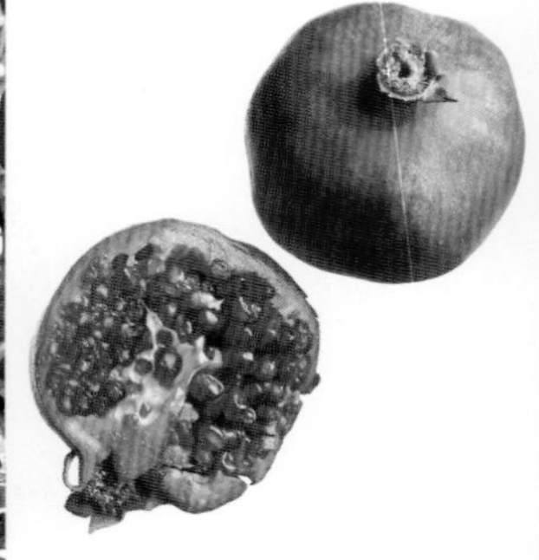

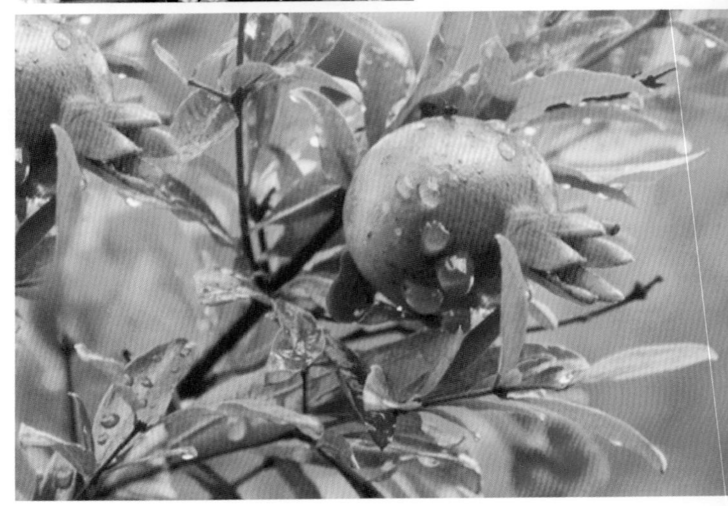

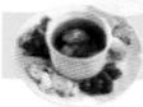

四季药膳养生

石榴皮炖鸡肉

石榴皮 8 克、鸡肉 120 克。将石榴皮洗净，鸡肉洗净切块，二者同装于陶罐内，用旺火隔水炖熟。吃鸡肉喝汤，每天 1 次，连服 4 次。功能健脾止带，涩肠止泻，止血，驱虫。适用于脾虚带下，清稀量多，脸色萎黄，体弱乏力等症。

石榴皮蜜膏

鲜石榴皮干品 500 克、蜂蜜 300 毫升。石榴皮洗净，加水煎煮 2 次，每次 15 分钟，合并 2 次煎液，文火浓缩至较稠时，加入蜂蜜，搅匀至沸停火，待冷，装瓶备用。每服 10 毫升，开水冲服，每天 3 次。功能涩肠止泻，杀虫止血。适用于久泻，久痢，脱肛，消化不良性腹泻，肠炎，细菌性痢疾等症。慢性胃炎病人不宜选用。

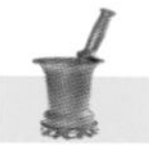

中医传世药方

断下丸

方选源流：《家藏经验方》固涩方。

中药组成：酸石榴皮、枯白矾、诃子皮、牡蛎各 60 克，黑附子 30 克，干姜、龙骨、赤石脂各 90 克，细辛 45 克。

炮制方法：上药共研为细末。面糊为丸，如梧子大。每服 9 克，空腹时用浓煎陈米饮送下。

功能主治：温肾暖脾，涩肠固脱。适用于久泻，久痢等症。

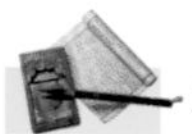

本草纲目附方

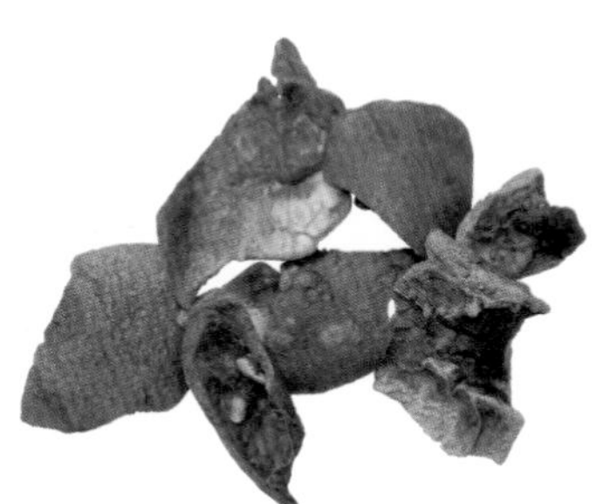

赤白下痢

将酸榴皮炙黄为末，加枣肉或粟米饭和丸如梧子大。每次服三十丸，空腹以米汤送下。一天服三次，如觉寒滑，可加附子、赤石脂各一倍。

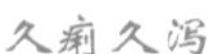

久痢久泻

将陈酸榴皮焙后研为末。每次服二钱，米汤送下。有特效。

疔肿恶毒

以针刺肿毒四周，疮上盖石榴皮，四周贴一圈面，艾灸患处，以痛为度。灸后在患处撒上榴末，包裹好，隔夜能将疔根拔出。

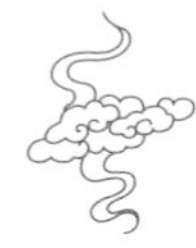

臭椿（椿皮）

【椿皮】别名/樗白皮·樗皮·臭椿皮·苦椿

◎《本草纲目》记载椿皮：『樗根尤良。去口鼻疳虫，杀蛔虫疥䘌，蛊毒下血，及赤白久痢。湿气下痢，精滑梦遗，燥下湿，去肺胃陈积之痰。』

科属 苦木科植物臭椿，其干燥根皮或干皮入药。臭椿属植物全世界约有10种，分布于世界各地。中国约有5种，入药用有1种。

地理分布 主产于我国江苏、浙江、河北、湖北及天津、北京，以浙江、河北产量大。此外我国广东、陕西、福建、山西也出产。

采收加工 春、夏季挖掘根部，去掉粗皮和其中的木心，先切丝，然后晒干。

用法用量 煎服，6～9克。

药理作用 抗肿瘤；抗真菌等。

性味归经 苦、涩，寒。归大肠、胃、肝经。

功能主治 清热燥湿，收涩止带，止血，止泻。用于赤白带下，久泻久痢，湿热泻痢，便血，崩漏。

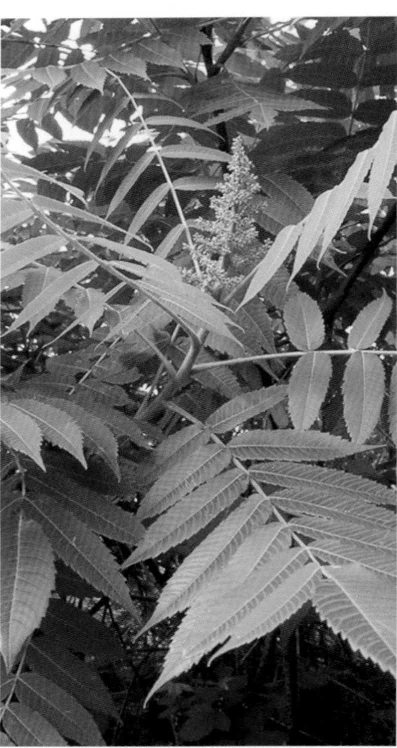

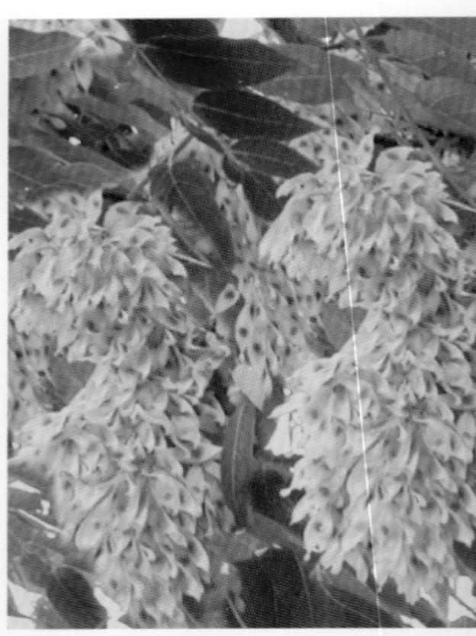

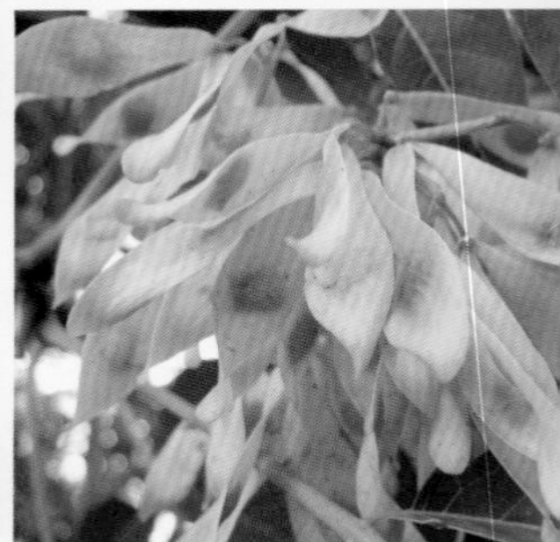

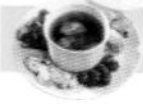

四季药膳养生

椿子泡茶

椿树子仁30克。开水浸泡，代茶饮用。功能清热解毒利水。适用于小便短赤，尿时痛如刀割等症。

椿叶粳米粥

椿叶50克、粳米100克。先煎椿叶去渣取汁，放入粳米煮粥，空腹食用。功能清热解毒利水。适用于虚肥积年，气上如冲，面肿，以及痢疾，虫症等。

椿根白皮汤

鲜椿根白皮、蜂蜜30克。椿根白皮洗净、切碎，加水300毫升，煎取汁150毫升，加白糖或蜂蜜，搅匀微煮。每服30毫升，每天3次。功能清热燥湿，收涩止血，涩肠止泻。适用于湿热带下，尿路感染，细菌性痢疾等症。

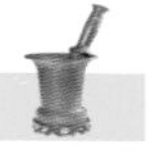

中医传世药方

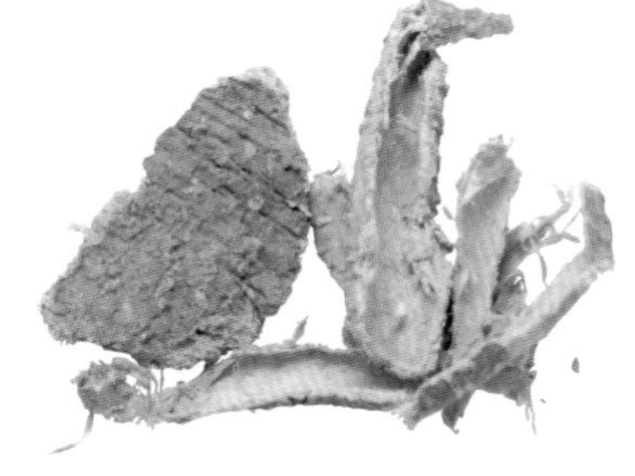

侧柏樗皮丸

方选源流：《医学入门》固涩方。

中药组成：椿根皮60克，侧柏叶、黄柏、黄连各15克，白术、香附、白芍各30克，白芷9克。

炮制方法：研为末，粥糊为丸，米汤送下。每服9克，日服2次。

功能主治：清热除湿，收涩止带，调肝理脾。适用于湿热下注，白带色黄，量多，黏稠臭秽，口干内热，溲赤而痛等症。

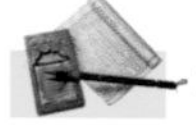

本草纲目附方

长年下血

樗根三钱，加水一碗煎至七成，再加半碗酒服下。或做丸服亦可。

小儿疳疾

椿白皮晒干，取二两研为末，另以粟米淘净，研成浓汁，和末做成如梧子大的丸子。十岁小儿可服三四丸，米汤送服。其他年龄的小儿酌量加减。

女人白带

椿根白皮、滑石，等份研为末，加粥做成如梧子大的丸子。每服一百丸，空腹开水送服。

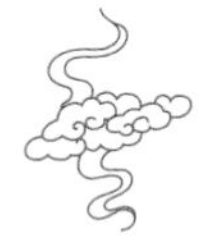

华东覆盆子

（覆盆子）

科属　蔷薇科植物华东覆盆子，其干燥果实入药。悬钩子属植物全世界约有690多种，分布于北半球温带地区。中国约有190种，入药用约有46种。

地理分布　生于低海拔至中海拔地区，在山坡、路边向阳处及阴处灌木丛中常见。分布于我国安徽、江苏、福建、浙江、江西、广西等地。

采收加工　6～8月间果实已饱满呈绿色未成熟时采收，将摘下的果实拣净梗、叶，用沸水烫1～2分钟，取出放置烈日下晒干。

用法用量　煎服，6～12克。

药理作用　抗菌；雌激素样作用等。

性味归经　甘、酸，温。归肾、膀胱经。

功能主治　益肾，固精，缩尿。用于小便频数，肾虚遗尿，阳痿早泄，遗精滑精。

【覆盆子】　别名/覆盆·小托盘·牛奶子

◎《本草纲目》记载覆盆子：『益气轻身，令发不白。补虚续绝，强阴健阳，悦泽肌肤，安和五脏，温中益力，疗痨损风虚，补肝明目。女子食之有子。食之令人好颜色。榨汁涂发不白，益肾脏。』

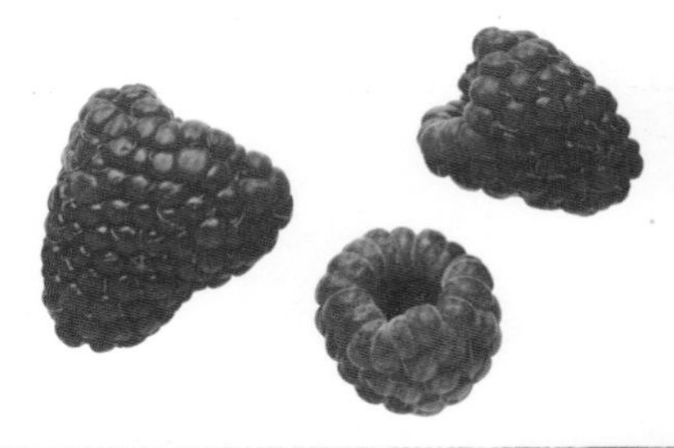

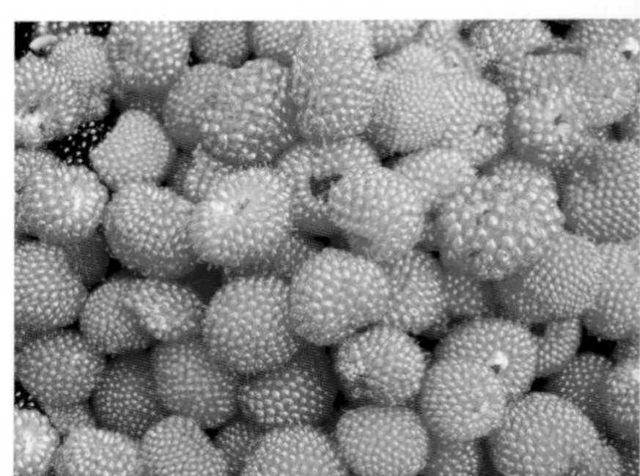

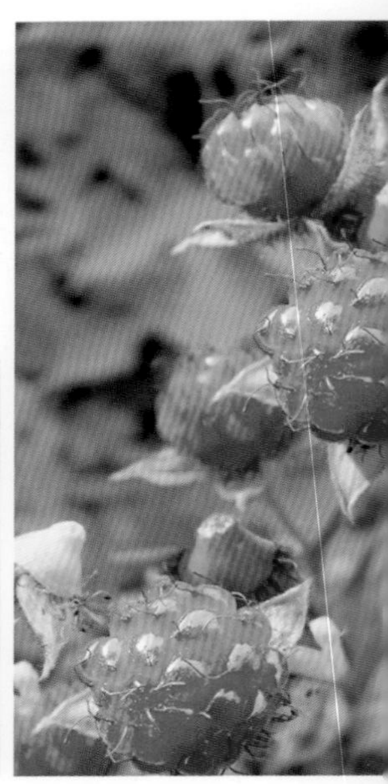

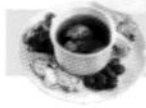

四季药膳养生

覆盆子炖牛肉

覆盆子 30 克、牛腩 1 000 克、各种调料、食盐少许。牛腩切后，各物共入锅中，加水没过各物。慢火炖至肉烂。随意吃肉饮汤。功能补虚固精，缩尿止带。适用于肾虚阳痿，小便清长，遗精，或妇女白带清稀量大，身倦腰酸等症。

三子酒

覆盆子、楮实子、桑葚子各 30 克，研为粗末，浸入绍兴黄酒，3 天后可用。每饮 1 小盅，温饮更佳。适用于子宫发育不良及产后体虚乳少等症。

覆盆子叶

微酸，咸，平，无毒。绞取汁，滴目中，去肤赤，出虫如丝线。功能明目止泪，收湿气。

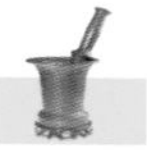

中医传世药方

五子衍宗丸

方选源流：《证治准绳》补益方。

中药组成：覆盆子 120 克，菟丝子、枸杞子各 240 克，五味子 30 克，车前子 60 克。

炮制方法：上药研为细末，炼为蜜丸。每服 6 ～ 9 克，日服 2 ～ 3 次，开水或淡盐汤送服。亦可用饮片作汤剂，水煎服，用量酌减。

功能主治：益肾温阳，补精添髓，种嗣衍宗。适用于肾虚遗精，阳痿早泄，小便淋沥不尽，不育不孕，闭经，带下稀薄，腰酸膝软，须发早白，小便频数，舌淡嫩苔薄，脉沉细软等症。

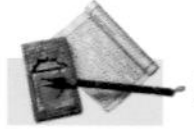

本草纲目附方

阳事不起

覆盆子，酒浸焙研为末。每旦酒服三钱。

牙疼点眼

覆盆子嫩叶捣汁，点目眦三四次，有虫随眵泪出成块也。无新叶，干者煎浓汁亦可。即大麦莓也。

臁疮溃烂

覆盆叶为末。用酸浆水洗后掺之，日一次，以愈为度。

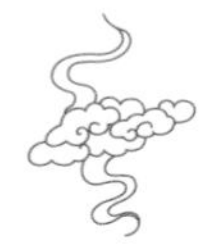

鸡冠花

（鸡冠花）

科属　苋科植物鸡冠花，其干燥花序入药。青葙属植物全世界约有59种，分布于亚洲、美洲、非洲的亚热带和温带地区。中国约有3种，入药用约有3种。

地理分布　主产于我国天津、北京、河北、山东、江苏、上海、湖北、河南、辽宁等地。多为栽培，也有野生。全国大部分地区均产。

采收加工　8～9月采收。将花序连一部分茎秆割下，捆成小把晒或者晾干后，剪去茎秆即成。

用法用量　煎服，6～12克。

药理作用　杀阴道滴虫；引产等。

性味归经　甘、涩，凉。归肝、大肠经。

功能主治　收敛止血，止痢，止带。用于吐血，崩漏，便血，赤白带下，痔血，久痢不止。

【鸡冠花】别名/鸡冠・鸡髻花・鸡公花

◎《本草纲目》记载鸡冠花："主治痔漏下血，赤白下痢，崩中；赤白带下，分赤白用。"

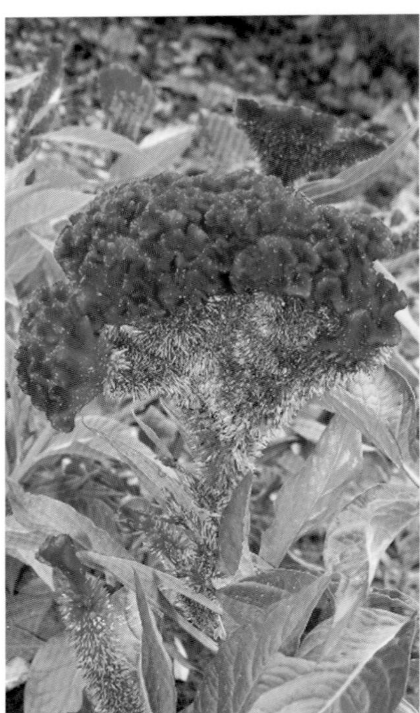

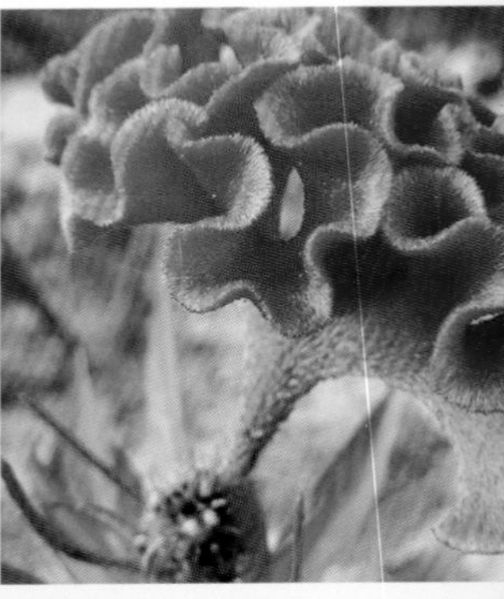

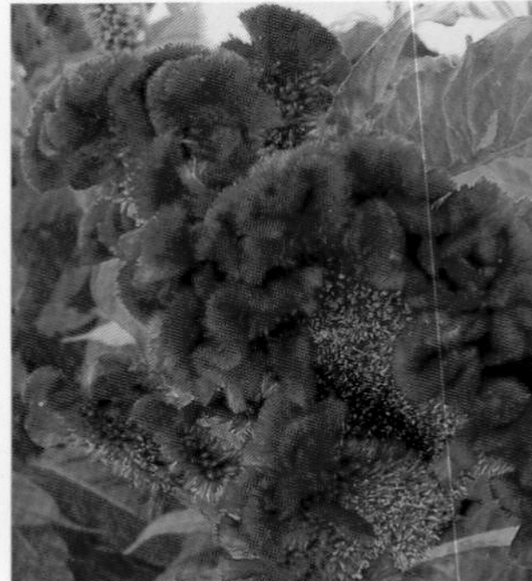

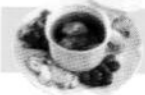

四季药膳养生

鸡冠花猪肺汤

鲜白鸡冠花20克、猪肺1具。猪肺冲洗干净，切块，与鸡冠花加水一起炖约1小时。酌量佐餐，每天2次。功能补肺止咳，凉血，收敛止血。适用于肺虚久咳，咯血等症。

鸡冠花炖猪肚

白鸡冠花30克、猪肚1具。鸡冠花洗净；猪肚用食盐里外搓洗干净，把鸡冠花纳入猪肚内，炖熟服食。功能健脾除湿补虚，补肺止咳，凉血止血，收敛止带。适用于脾虚湿盛，带下色白，黏稠，面色㿠白，精神不振，四肢不温，舌质淡，食少便溏，苔白腻等症。

鸡冠花鸡蛋汤

红鸡冠花30克、鸡蛋3个。加水2碗一起煮，鸡蛋熟后取出去壳，放回锅再煮，直到汤液1碗。吃蛋喝汤，每天1次，连服3次。功能凉血，补肺止咳，收敛止血。适用于鼻衄，痔疮出血，咳血，月经过多等血症。

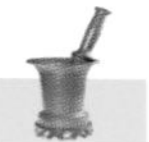

中医传世药方

千金止带丸

方选源流：《千金要方》固涩方。

中药组成：鸡冠花300克，人参36克，香附、椿根皮各250克，当归、川芎各150克，白芍、杜仲、白术、补骨脂、川断、木香、砂仁、煅牡蛎、延胡索、小茴香各75克，青黛30克。

炮制方法：研为末，炼为蜜丸。每服6～9克，日服2次。

功能主治：补脾肾，补气血，化湿浊，止白带。适用于妇女白带，腰酸乏力，四肢倦怠，精神不振等症。

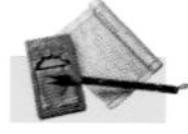

本草纲目附方

吐血不止

将白鸡冠花在醋中浸煮七次，取出研为末。每次服二钱，热酒送下。

下血脱肛

白鸡冠花、防风等份，研为末，加糊制丸如梧子大。每次服七十丸，空腹米汤送下。

月经不止

红鸡冠花一味，晒干研细。每次服二钱，空腹以酒调下。忌食鱼腥猪肉。

痔久转瘘

鸡冠花、风眼草各一两，加水二碗煎汤，频频外洗。

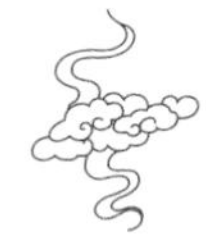

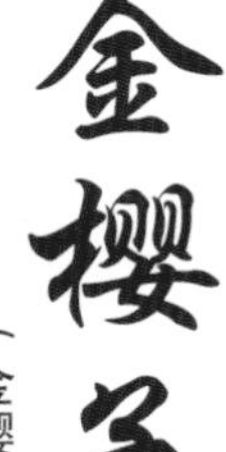

金樱子

（金樱子）

【金樱子】 别名/金罂子·山石榴·灯笼果·糖刺果·刺橄榄·刺梨子·山鸡头子

◎《本草纲目》记载金樱子：『脾泄下痢，止小便利，涩精气，久服可耐寒轻身。花：各种腹泻，驱肠虫。叶：治痈肿。』

科属 蔷薇科植物金樱子，其干燥成熟果实入药。蔷薇属植物全世界约有 198 种，分布于欧亚大陆、北美洲、非洲北部的寒温带到亚热带地区。中国约有 81 种，入药用约有 25 种。

地理分布 生于海拔 100 ～ 1 600 米的向阳山野、田边、溪畔灌木丛中。分布于我国陕西、河南、江苏、安徽、江西、浙江、台湾、福建、湖南、湖北、海南、广东、四川、广西、贵州、云南等地。

采收加工 10 ～ 11 月间，果实红熟的时候采摘，晾晒后放到桶中搅拌，擦去毛刺，再晒到全干。

用法用量 煎服，6 ～ 12 克。

药理作用 抗病原微生物；抗动脉粥样硬化等。

性味归经 酸、甘、涩，平。归肾、膀胱、大肠经。

功能主治 涩肠止泻，固精缩尿。用于遗尿尿频，遗精滑精，崩漏带下，久泻久痢。

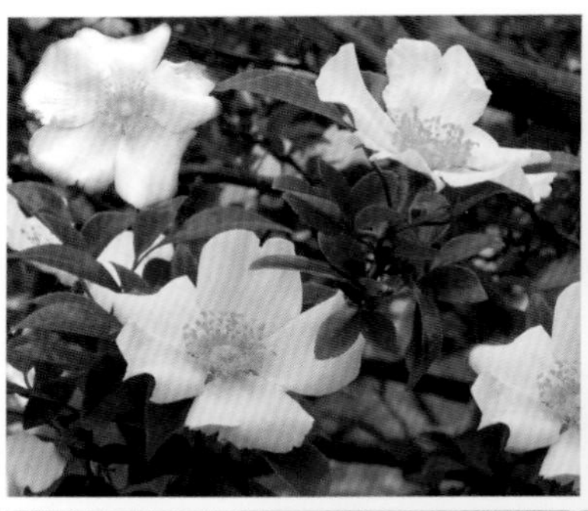

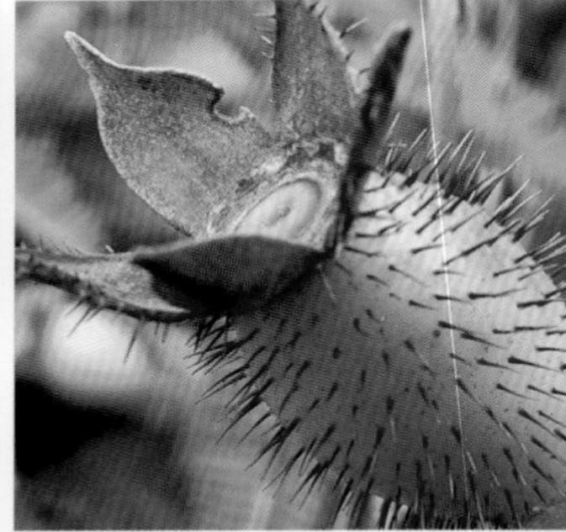

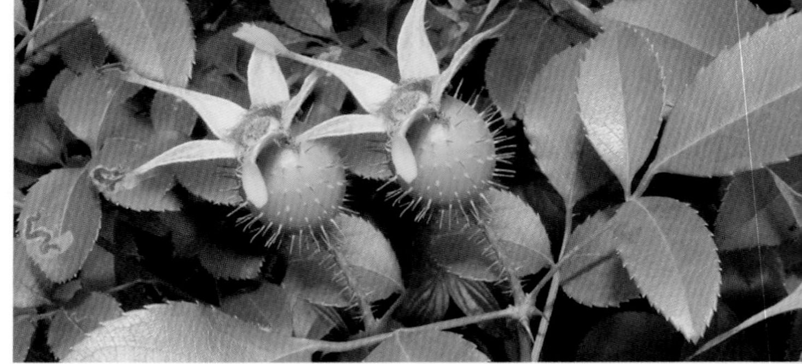

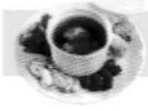

四季药膳养生

金樱子蜜

金樱子、蜂蜜各200克。金樱子剖开去核，然后洗净，用水煮2次，合并滤液。浓缩到稀流膏状，加入滤净的蜂蜜，然后煮沸。每服12克，每天2次，温开水冲服。功能补肾益髓，涩肠止泻，固精缩尿。适用于肾气亏虚，梦遗滑精，淋浊，小便不禁，带下，失眠，盗汗等症。

金樱子粳米粥

金樱子15克、桑螵蛸12克、粳米100克。将金樱子、桑螵蛸去净灰渣，入砂锅，加水煎取汁，去渣。粳米淘净，加药汁煮成稀粥。功能补肾固涩。适用于肾气虚弱，收摄无权所致的遗精，滑泄，小便频数或小便失禁等症。

金樱子炖鲤鱼

金樱子30克、鲤鱼250克。将鲤鱼留鳞去内脏，与金樱子同加水炖汤，盐、油调味，食鱼饮汤。功能补肾益髓，涩肠止泻，固精缩尿。适用于肾虚遗精等症。

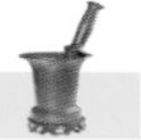

中医传世药方

水陆二仙丹

方选源流：《洪氏集验方》固涩方。

中药组成：金樱子、芡实等份。

炮制方法：金樱子熬膏，芡实研细粉，和为丸，每服9克，日服2次，盐汤送下。

功能主治：补肾涩精。适用于肾虚不摄，男子遗精白浊，女子带下，腰酸乏力等症。

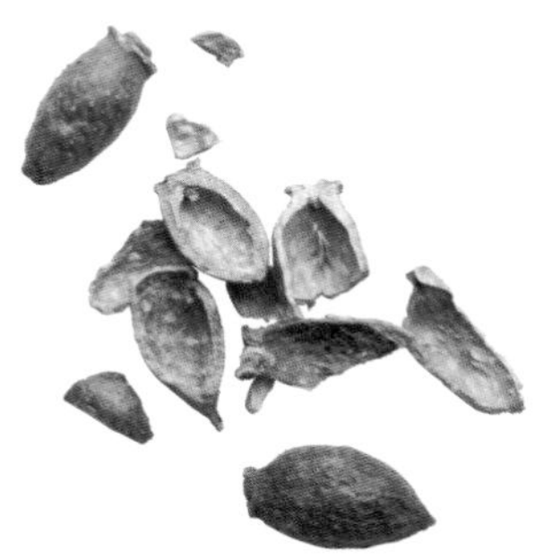

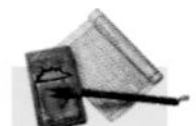

本草纲目附方

活血强身

霜后摘取金樱子果实，捣去刺，掰去核，以水淘洗后捣烂，放入大锅中用水熬煎；煎至水减半时，过滤，继续熬煎成膏。每次服一匙，用暖酒一碗调下。

补血益精

金樱子（去刺及子，焙过）四两、缩砂二两，共研为末，炼为蜜丸，如梧子大。每次服五十丸，空腹以温酒送下。

久痢不止

用罂粟壳（醋炒）、金樱子等份为末，炼为蜜丸，如芡子大。每次服五至七丸，陈皮煎汤化下。

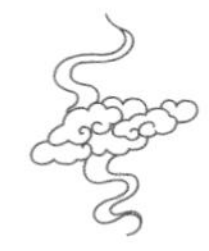

莲（莲子）

科属　睡莲科植物莲，其干燥成熟种子入药。莲属植物全世界有 2 种，分布于美洲、大洋洲和亚洲。中国仅有 1 种，可入药。

地理分布　水泽、湖沼或水田内多有生长，野生或栽培。广布于南北各地。主产于我国湖南、湖北、福建、江苏、浙江、江西等地。

采收加工　9～10月间果实成熟时，剪下莲蓬，剥出果实，趁鲜用快刀划开，晒干，剥去壳皮。

用法用量　煎服，6 ～ 15 克。

药理作用　镇静；收敛；延缓衰老等。

性味归经　甘、涩，平。归脾、肾、心经。

功能主治　益肾涩精，补脾止泻，养心安神。用于脾虚久泻，心悸失眠，遗精带下。

【莲子】别名/莲子肉·藕实·水芝丹·莲蓬子·莲实·蓬肉

◎《本草纲目》记载莲子：『交心肾，厚肠胃，固精气，强筋骨，补虚损，利耳目，除寒湿，止脾泄久痢，赤白浊，女人带下、崩中诸血病。』

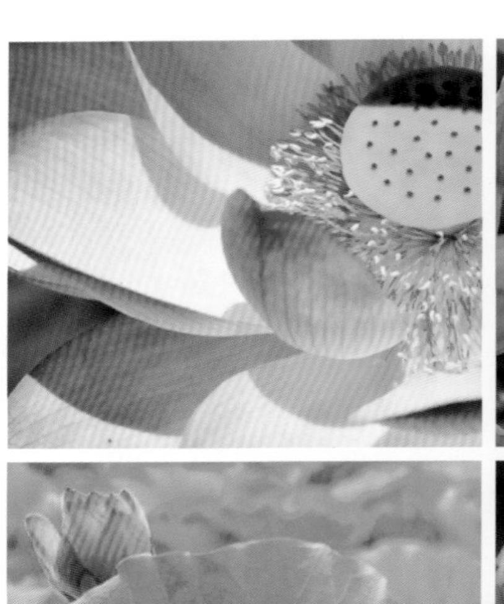

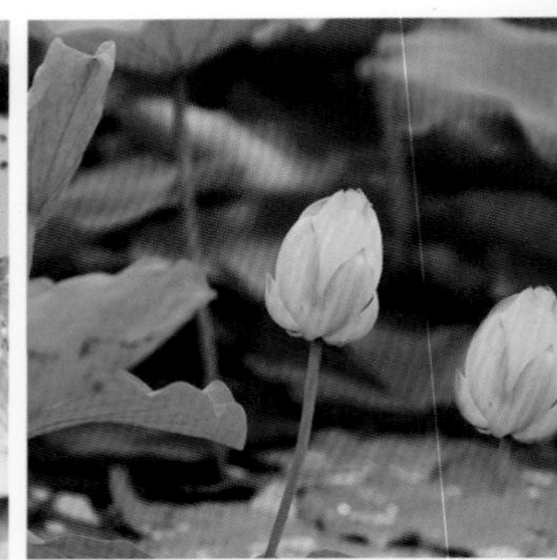

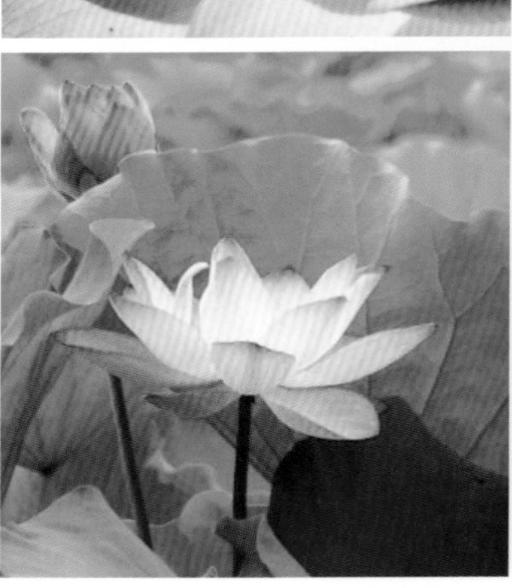

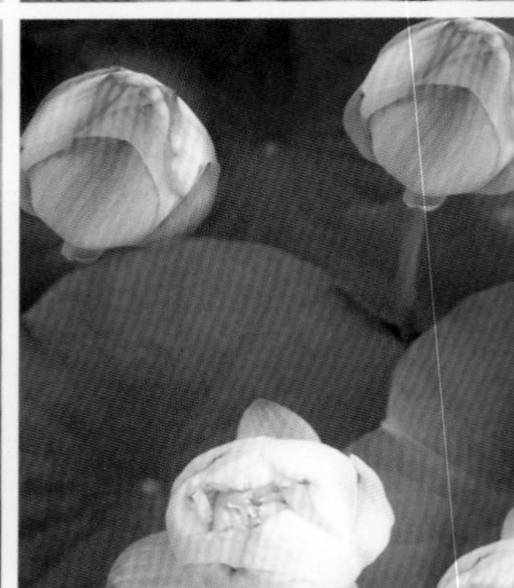

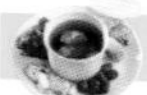

四季药膳养生

莲子山药银耳汤

莲子9克、山药15克、银耳6克、鸡蛋2个、白糖适量。莲子浸后去皮、心；银耳发透。前三味共煎汤，打入鸡蛋，调入白糖。每晚服1剂。🔊功能养心补脾，益肾涩精。适用于失眠多梦，肾虚遗精等症。腹胀及秘结者不宜用。

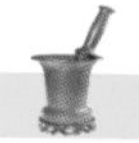

中医传世药方

玄菟丹

方选源流：《太平惠民和剂局方》固涩方。

中药组成：莲子肉、茯苓各90克，菟丝子300克，山药180克，五味子210克。

炮制方法：研为细末，用山药末煮粥为丸。每服9克，日服2次，淡盐汤送下。

功能主治：益肾涩精，补脾止泻，养心安神。适用于脾肾两虚，遗精白浊，妇女带下，心悸失眠等症。

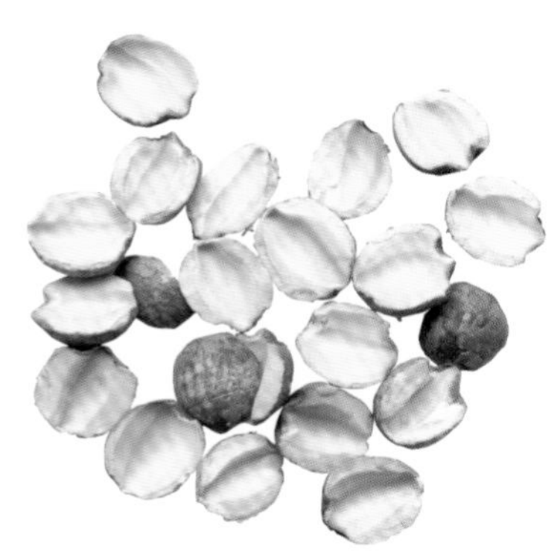

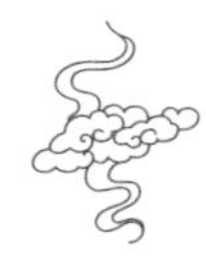

芡（芡实）

科属　睡莲科植物芡，其干燥成熟种仁入药。芡属植物全世界只有1种，可入药。分布于中国、朝鲜半岛、日本、印度和俄罗斯。

地理分布　生于湖沼、池塘及水田中。分布于我国华北、东北、华东、华中及西南地区。

采收加工　在9～10月间分批采收。先用镰刀割去叶片，然后再收获果实。并用竹篼捞起自行散浮在水面的种子。采回果实后用棒击破带刺外皮，取出种子洗净，晒干。或者用草覆盖10天左右等到果壳沤烂后，淘洗出种子。搓去假种皮，放锅内微火炒，大小分开，磨去或者用粉碎机打去种壳，簸净种壳杂质即成。

用法用量　煎服，9～15克。

药理作用　收敛。

性味归经　甘、涩，平。归脾、肾经。

功能主治　益肾固精，祛湿止带，补脾止泻。用于梦遗滑精，脾虚久泻，遗尿尿频，白浊，带下。

【芡实】别名/鸡头米·刺莲蓬实·鸡头果·苏黄·鸡头苞

◎《本草纲目》记载芡实：『湿痹，腰脊膝痛，补中，除暴疾，益精气，强志，令耳目聪明。久服，轻身不饥，耐老神仙。开胃助气，止渴益肾，治小便不禁，遗精白浊带下。』

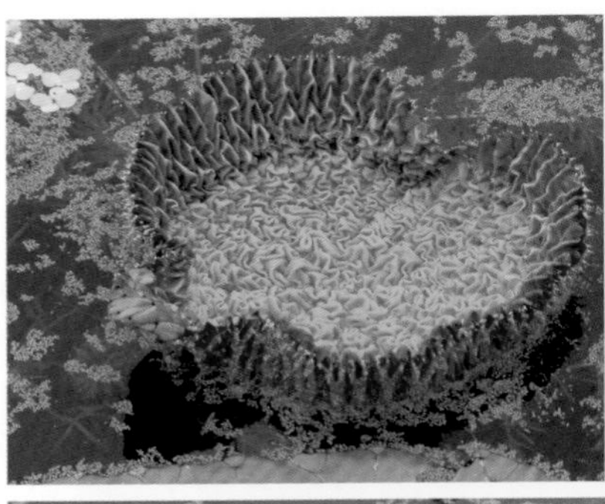

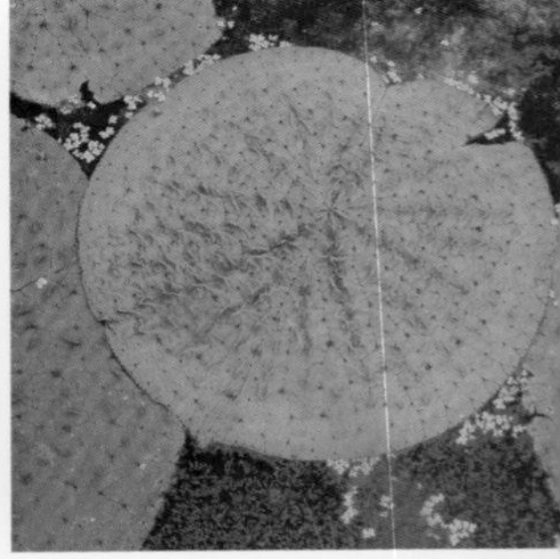

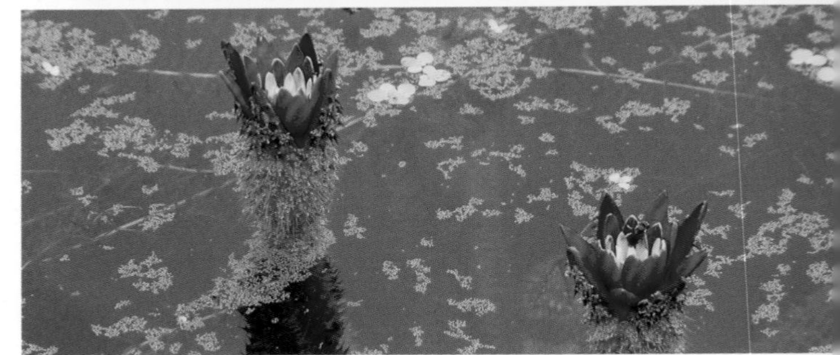

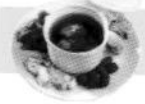

四季药膳养生

芡实八珍糕

芡实、山药、茯苓、白术、莲肉、薏苡仁、扁豆各30克，人参15克，米粉600克。每味药都研为细末状，与米粉均匀调和蒸熟。每取6克，倒入开水，调匀服用，加糖调味，每天3次。功能健脾，止泻、祛湿。适用于脾虚不运，久泻不止，食少乏力，消瘦等症。

芡实白果糯米粥

芡实、糯米各30克，白果10枚。煮粥。每天1次，10天为1疗程。间歇服用4疗程。功能益肾固精，祛湿止带。适用于肾虚遗精，小便失禁，白带日久等症。

芡实金樱糯米粥

芡实30克，粳米100克，金樱子、白糖各20克。金樱子去内核，与芡实同入砂锅水煎，去渣取汁，放米煮粥，粥熟加白糖。功能补肾固精，健脾止泄。适用于肾虚遗精，白带过多，遗尿，脾虚泄泻等症。

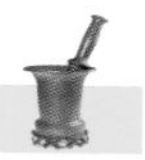

中医传世药方

玉锁丹

方选源流：《杨氏家藏方》固涩方。

中药组成：芡实、龙骨、莲花蕊末、乌梅肉各30克。

炮制方法：各为细末，以山药糊为丸，每服9克，空腹时用温酒或淡盐汤送下。

功能主治：补脾固肾，涩精止遗。适用于脾肾气虚，梦遗精滑，气短无力等症。

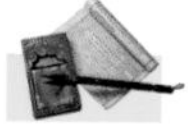

本草纲目附方

小便频数及遗精

秋石、白茯苓、芡实、莲子各二两，共研为末。加蒸枣做成丸，如梧子大。每次服三十丸，空腹以盐汤送下。

白浊

取芡实粉、白茯苓粉，化黄蜡和蜜做丸，如梧子大。每次服百丸，盐汤送下。

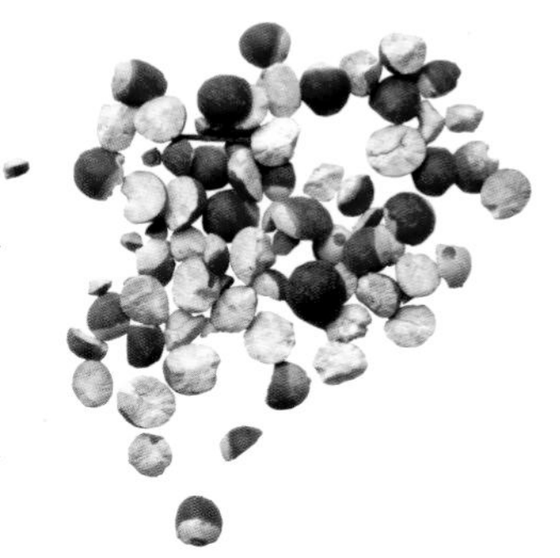

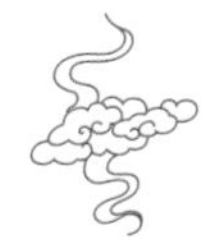

山茱萸（山茱萸）

【山茱萸】别名／山萸肉·枣皮·蜀枣·枣肉·药枣·红枣皮

◎《本草纲目》记载山茱萸：『心下邪气寒热，温中，逐寒湿痹，去三虫。久服轻身。肠胃风邪，鼻塞目黄，耳聋面疱，下气出汗，强阴益精，安五脏，通九窍，明目强力长年。』

科属　山茱萸科植物山茱萸，其干燥成熟果肉入药。山茱萸属植物全世界有 4 种，分布于北美洲东部、亚洲东部、欧洲中南部。中国有 2 种，均可入药。

地理分布　生于海拔 400 ～ 1 500 米，甚至可达 2 100 米的林缘及林中。分布于我国陕西、甘肃、河南、山西、山东、江苏、安徽、江西、浙江、湖南。我国四川有引种栽培。

采收加工　果实呈红色时成熟，分批采摘，加工方法可用水煮；将红色新鲜果置沸水中煮 10 ～ 15 分钟，及时捞出浸冷水，趁热挤出种子，将果肉晒干或烘干即成。也可用机械脱粒法，挤出种子后使果肉干燥。

用法用量　煎服，6 ～ 12 克。

药理作用　增强心肌收缩力；增强免疫功能；抑制血小板聚集；扩张外周血管，降血压；降血糖；增强抗疲劳及耐缺氧能力；抗炎、抗菌等。

性味归经　酸、涩，微温。归肝、肾经。

功能主治　补益肝肾，涩精固脱。用于眩晕耳鸣，腰膝酸痛，遗尿尿频，阳痿遗精，崩漏带下，大汗虚脱，内热消渴。

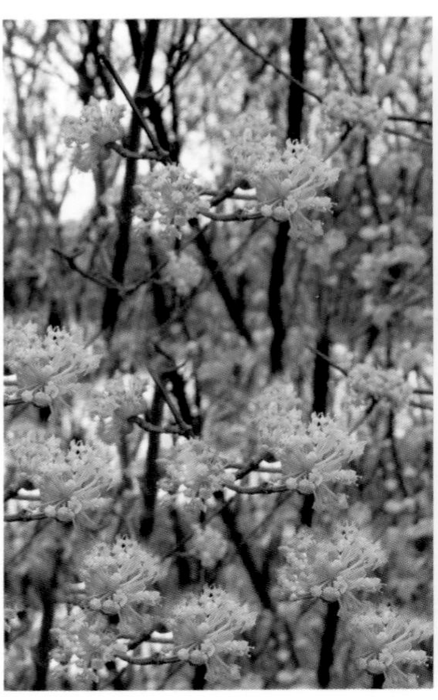

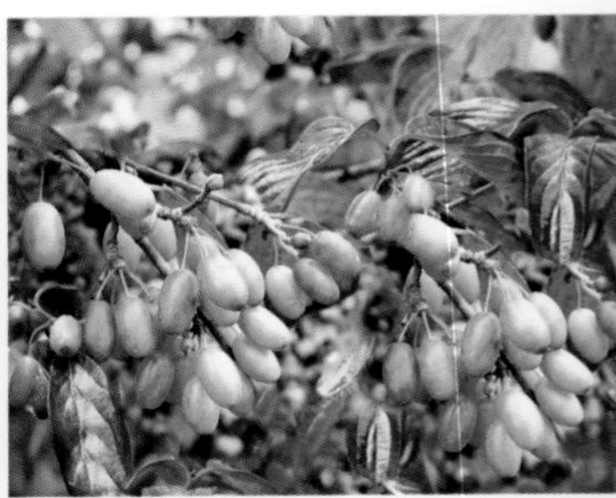

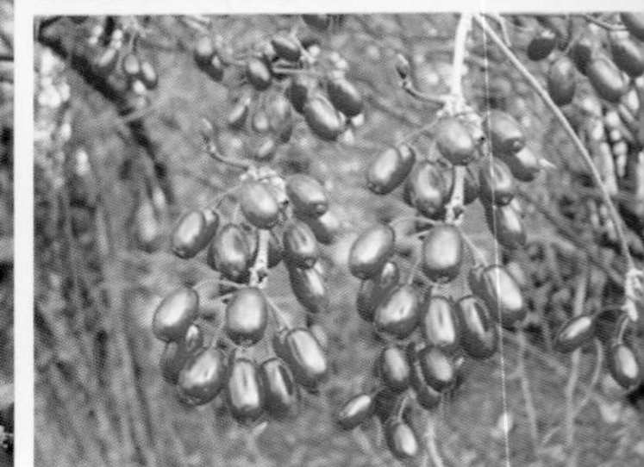

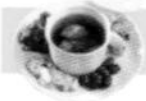

四季药膳养生

山茱萸酒

山茱萸40克、65度高粱白酒500毫升。山茱萸洗净，放入白酒内浸泡6天。每次服用10毫升，每天2次。功能补益肝肾，敛汗涩精。适用于肾虚腰痛，遗精，体虚多汗等症。

山萸肉粳米粥

山茱萸肉、白糖各20克，粳米100克。将山茱萸肉洗净去核，与粳米一起放入砂锅煮粥，熟时加白糖调服。6天为1疗程。功能补肝益肾，涩精敛汗。适用于肝肾不足，头晕目眩，耳鸣腰酸，遗精遗尿，虚汗不止，肾虚带下等症。小便淋涩的患者忌用。

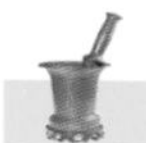

中医传世药方

经进萃仙丸

方选源流：《张氏医通》固涩方。

中药组成：山茱萸、芡实、枸杞子、白莲蕊各120克，沙苑蒺藜240克，覆盆子、金樱子、菟丝子、川续断各60克。

炮制方法：金樱子熬膏，余为细末，拌匀，炼为蜜丸，如梧子大。每服9克，空腹淡盐汤送下。

功能主治：补益肝肾，涩精固脱。适用于遗精，房劳太过，肾气伤损，精滑不禁，腰膝酸痛等症。

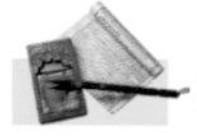

本草纲目附方

草还丹

山茱萸酒浸取肉一斤，破故纸酒浸焙干半斤、当归四两、麝香一钱，同研末，炼蜜做成如梧子大的丸子。每服八十一丸，睡前盐酒送服。

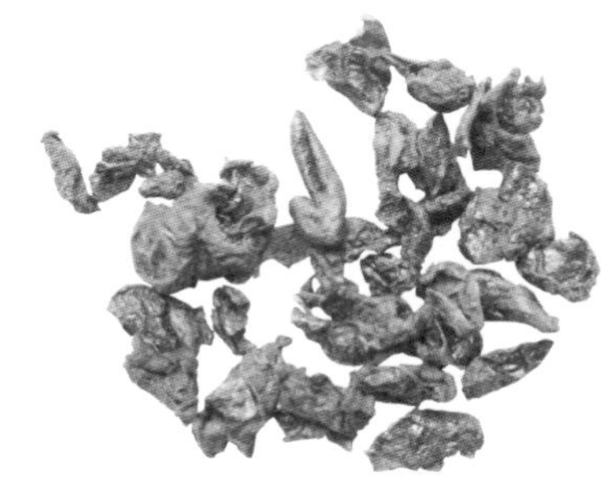

消食药

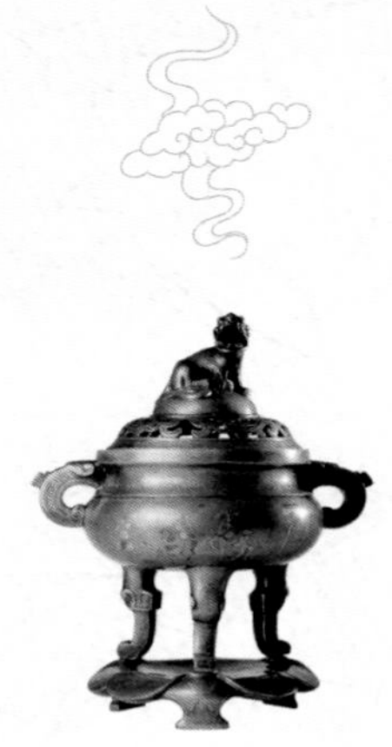

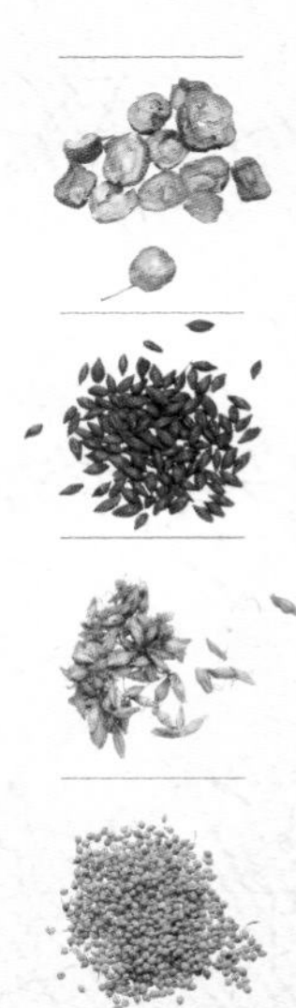

【概念】

在中医药理论中，凡以消化食积为主要作用，用于治疗饮食积滞的药物，称为消食药，又称消导药或助消化药。

【功效】

消食药多性味甘、平，归脾、胃二经，行积导滞，具消食化积，健脾开胃，增进食欲，和中功效。

【药理作用】

中医科学研究表明，消食药主要具有兴奋胃肠蠕动、促进消化，排除肠道积气的作用。

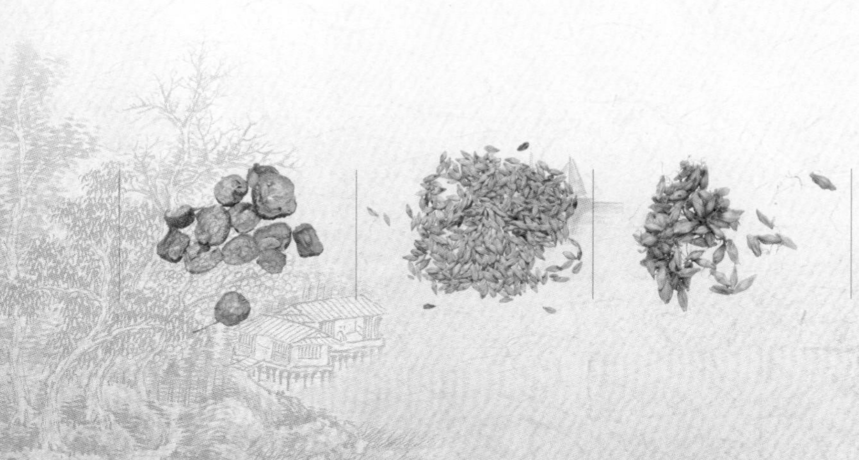

【适用范围】

消食药主要用治饮食不消，宿食停留所导致的脘腹胀闷，嗳腐吞酸，不思饮食，大便失常，恶心呕吐，以及脾胃虚弱，消化不良等症。对十二指肠炎、十二指肠溃疡、胃炎、消化不良，及其他胃功能疾患、嗳气、肠胃气胀及胀痛等有一定的治疗作用。部分药物用来医治腹股沟疝气、前列腺炎疾患、泌乳不良等，也可取得良好的治疗效果。莱菔子、山楂、谷芽、隔山消、麦芽、鸡矢藤、鸡内金、阿魏等为中医药方常用的消食药。

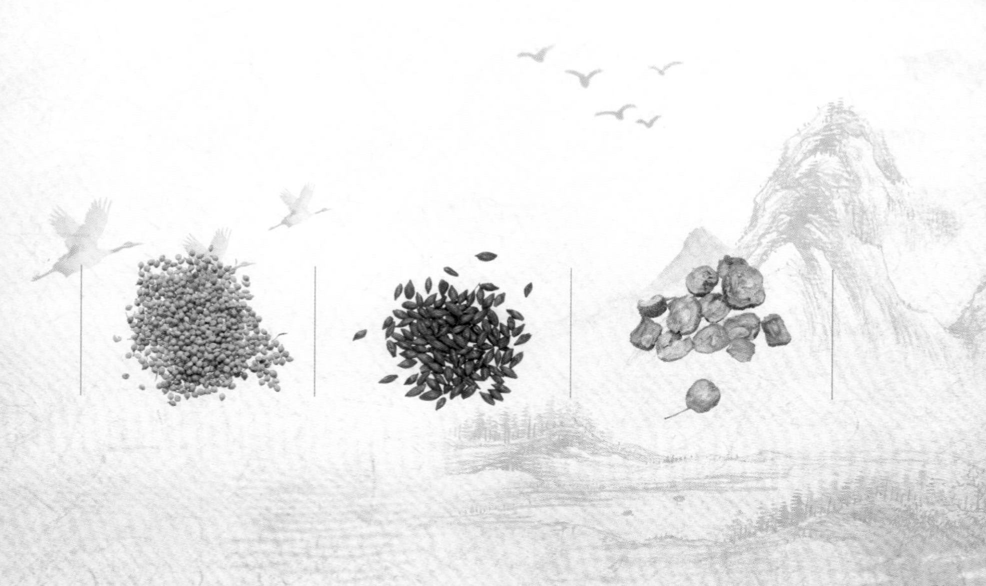

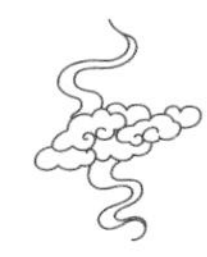

大麦（麦芽）

【麦芽】 别名/大麦·麦·大麦毛·大麦芽

◎《本草纲目》记载麦芽：『主治消食和中。破冷气，去心腹胀满。开胃，止霍乱，除烦闷，消痰饮，破癥结，能催生落胎。补脾胃虚，宽肠下气，腹鸣者用之。消化一切米、面、诸果食积。』

科属 禾本科植物大麦，其成熟果实经发芽干燥后而成。

地理分布 全国各地均有栽培。

采收加工 将麦粒用水浸泡后，保持湿度适宜，待幼芽长到约 0.5 厘米的时候，晒干或低温干燥。

用法用量 煎服，9 ～ 15 克；回乳炒用 60 克。

药理作用 降血糖；促进消化；大剂量抑乳，小剂量催乳等。

性味归经 甘，平。归脾、胃经。

功能主治 健脾开胃，行气消食，退乳消胀。用于食积不消，脾虚食少，脘腹胀痛，乳汁郁积，乳房胀痛，妇女断乳。生麦芽健脾和胃，疏肝行气。用于脾虚食少，乳汁郁积。炒麦芽行气消食回乳。用于妇女断乳，食积不消。焦麦芽消食化滞。用于食积不消，脘腹胀痛。

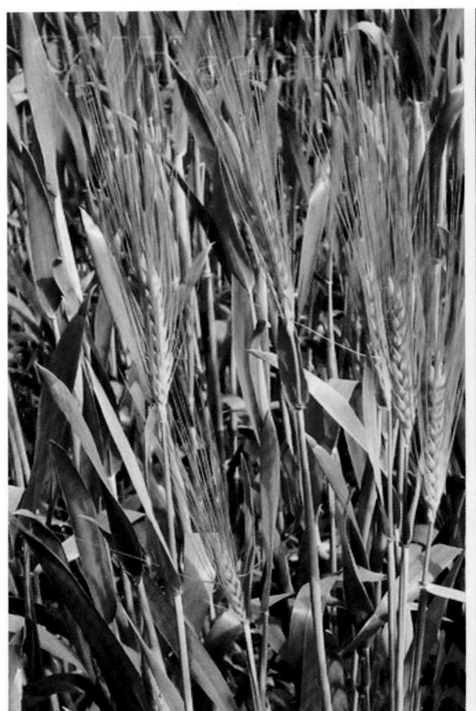

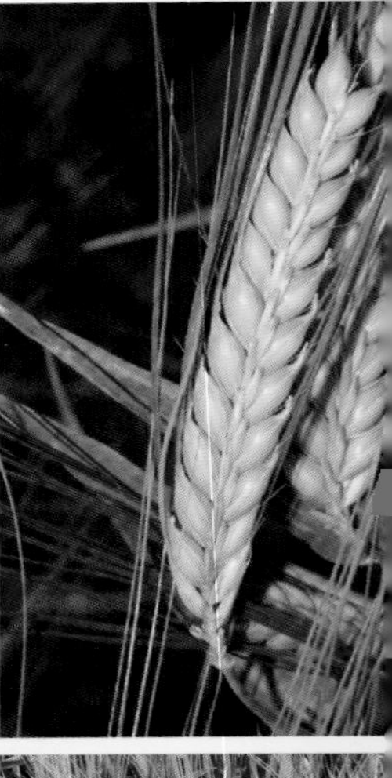

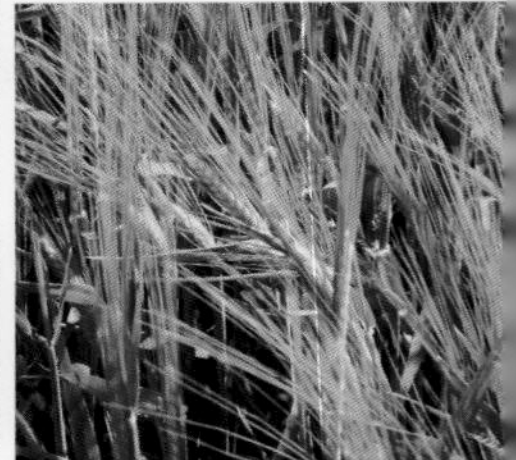

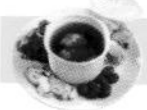

四季药膳养生

麦芽赤豆粥

大麦芽60克、赤小豆40克。煮粥。每天2次服食。功能食积不消，脘腹胀痛。适用于脾肾两虚所导致的小儿水肿等症。

麦芽山楂饮

炒麦芽10克、炒山楂片6克。水煎取汁，调入红糖。功能和胃止呕，消食化滞。适用于呕吐酸腐，饮食停滞，脘腹胀满拒按等症。

麦芽消食粉

麦芽、鸡内金各30克，分别炒黄，研粉，混匀。1岁左右每服3克，白糖调味1克，开水送服，每天3次。3～5岁者酌增量。功能消食健脾。适用于小儿消化不良，脘腹胀满，食积不化，泄泻等症。

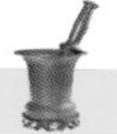

中医传世药方

婴童消食丸

方选源流：《婴童百问》消导方。

中药组成：炒麦芽、陈皮、砂仁、莪术、神曲、三棱各15克，香附、乌梅、槟榔、炒枳壳各30克，丁香3克。

炮制方法：上药共研为细末，面糊为丸，绿豆大，每服3克，紫苏煎汤送下。

功能主治：理气消食。适用于小儿消化不良等症。

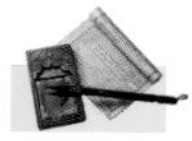

本草纲目附方

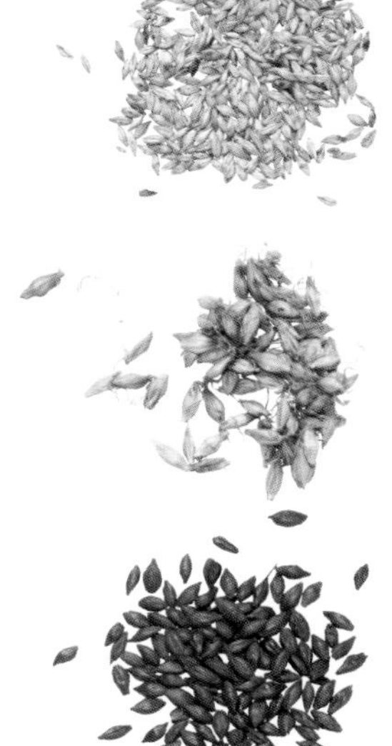

快膈进食

麦芽四两，神曲二两，白术、橘皮各一两，共研为末，蒸饼丸如梧子大。每次三五十丸，人参汤送下。

谷劳嗜卧（饱食便卧，得谷劳病，令人四肢烦重，欲卧）

大麦芽一升，椒一两，并炒，干姜三两，捣末。每次服一方寸匕，白汤下，日服三次。

产后腹胀

麦芽一合，研为末，和酒服。

产后回乳

大麦芽二两，炒为末。每服五钱，白汤下。

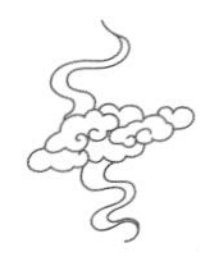

耳叶牛皮消

（隔山消）

【隔山消】别名/白首乌·隔山撬·白木香·野番薯·一肿三消·和平参·山花旗·张果老

◎《本草纲目》记载隔山消：『主腹胀积滞。』

科属　萝藦科植物耳叶牛皮消，其块根入药。

地理分布　海拔3 500米以下的山坡岩石缝中、路旁及灌木丛中、河流、墙边及水沟边潮湿地多有生长，我国华东、中南及陕西、河北、台湾、甘肃、四川、云南、贵州等地多有分布，我国山东、江苏也有栽培。

采收加工　早春幼苗未萌发前或11月地上部分枯萎时采收均可。挖出，洗净泥土，除去须根和残茎，晒干，或者趁鲜切片后晒干。

用法用量　煎服，5～10克；研末服，1～3克。

药理作用　降血脂；增强机体免疫力；抗肿瘤；抗氧化等。

性味归经　甘、苦，平。归脾、胃、肝经。

功能主治　理气止痛，消食健胃，催乳。用于脘腹胀满，食积纳呆，乳汁不下或不畅，肠鸣腹泻。

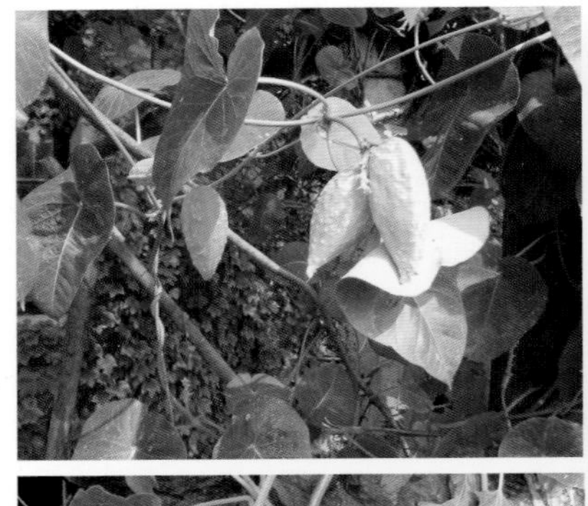

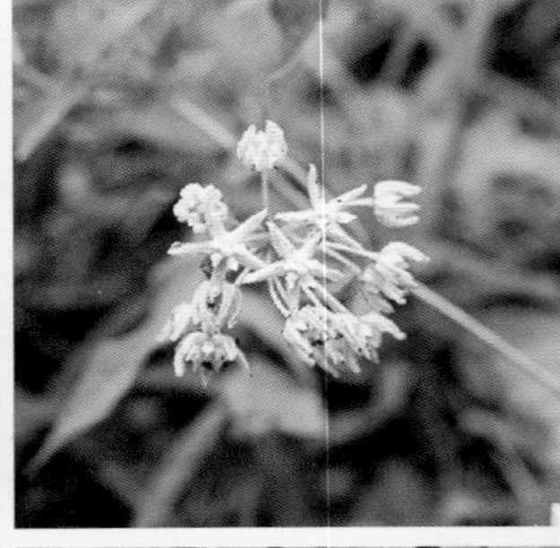

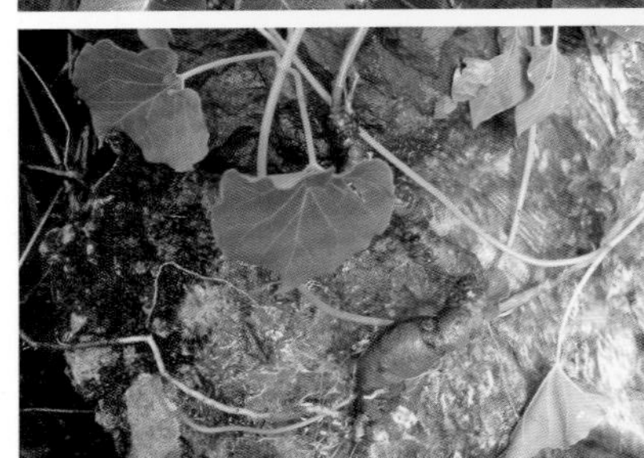

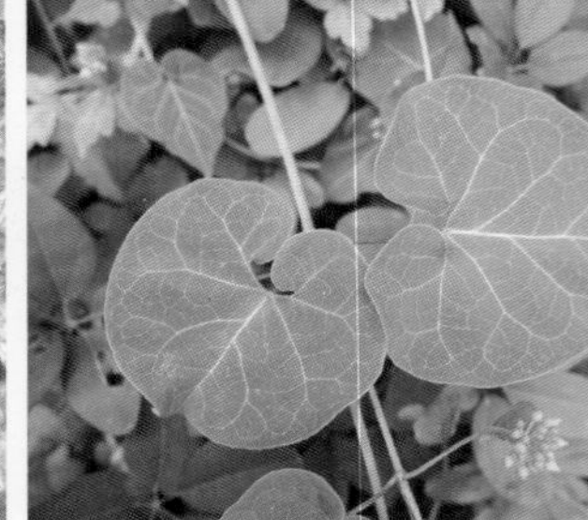

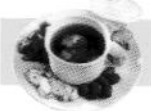

四季药膳养生

隔山消白糖饮

隔山消28克、白糖8克。隔山消加水煎煮后，加入白糖，取汁代茶用。每天5次。🔊 功能健脾消积，理气止痛。适用于小儿食积痞块等症。

隔山消炖猪肉

隔山消30克、鸡矢藤15克、猪肉适量。加水炖熟。🔊 功能理气止痛，消食健胃。适用于慢性胃病等症。适宜常服。

小儿厌食症药膳

隔山消、苦荞头、鸡矢藤各100克，烘干后研成细末；焦山楂、建曲各20克，麦芽、谷芽各30克，莱菔子15克，共研成细末；山药粉50克，面粉500克，以上药末与面粉混匀，加水揉和，加酵母粉适量发酵，发好后揉入白糖100克，上笼大火蒸熟；出笼切成块状，每块重约20克。饭前吃2块，可连吃1周以上。🔊 功能消食健胃。适用于小儿食伤脾胃，饮食积滞胃肠，腹胀腹痛，或恶心呕吐，腹泻烂渣样便，打臭嗝，消化不良症等。

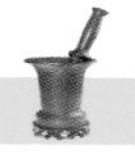

中医传世药方

理气消食方

方选源流：《奇方本草》消食方。

中药组成：隔山消、陈皮、土茯苓、厚朴各40克，神曲、山楂各90克。

炮制方法：研磨为末。每次冲服10克，每天3次。

功能主治：理气止呕，消食健胃。适用于呕吐等症。

理气通络方

方选源流：《奇方本草》消食方。

中药组成：隔山消、桑根、冬瓜子各12克，鸡矢藤30克。

炮制方法：将药物研为细末，调拌蜂蜜冲服，每天3次，每次5克。

功能主治：理气止痛，消食健胃。适用于肺脾气虚，肾阳虚弱，阴寒内生；排便困难，腹中冷痛等症。

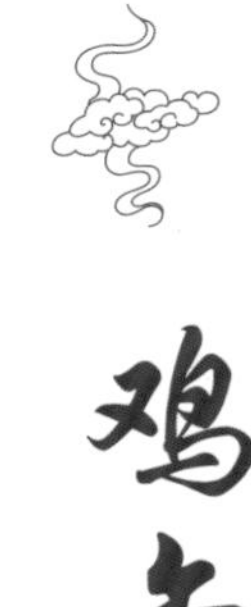

鸡矢藤

（鸡矢藤）

【鸡矢藤】 别名/鸡屎藤·臭藤根·毛葫芦·五香藤·白毛藤·鸡脚藤·解暑藤·雀儿藤

◎《岭南草药志》记载鸡矢藤：「预防暑毒；消肠胃积滞，化五淋；固阴气耗散。用于痢疾，黄疸，肺痨咯血，咳嗽，百日咳，胃痛，大便下血，疝气偏坠，风寒湿痹，烫火伤，毒蛇咬伤。」

科属 茜草科多年生草质藤本植物鸡矢藤或者毛鸡矢藤，其干燥地上部分入药。鸡矢藤属植物全世界约有 25 种，分布于亚洲热带地区。中国约有 10 种，入药用约有 4 种。

地理分布 1. 鸡矢藤 溪边、河边、路边及灌木林中多有生长，常攀援在其他植物或岩石上，我国华北，长江流域及其以南各地多有分布。

2. 毛鸡矢藤 主产于我国广东、江西、香港、广西、海南、云南等省区。

采收加工 9 ～ 10 月采收，每年都可割取地上部分，晒或晾干。

用法用量 煎服，15 ～ 60 克；外用适量，捣敷或煎水洗。

药理作用 抗惊厥，镇静，镇痛；抑制肠平滑肌收缩；抗菌等。

性味归经 甘、苦，微寒。归脾、胃、肝、肺经。

功能主治 化痰止咳，消食健胃，止痛，清热解毒。用于食积腹痛，小儿疳积，腹泻，热毒泻痢，痰热咳嗽，痈疮疖肿，咽喉肿痛，各种疼痛，烫火伤，神经性皮炎，湿疹，皮肤瘙痒。

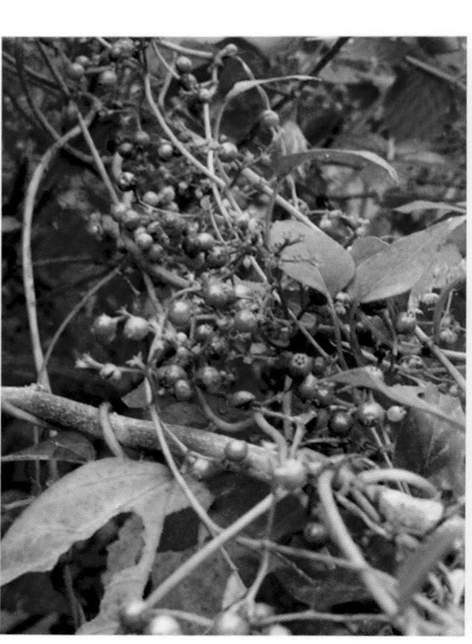

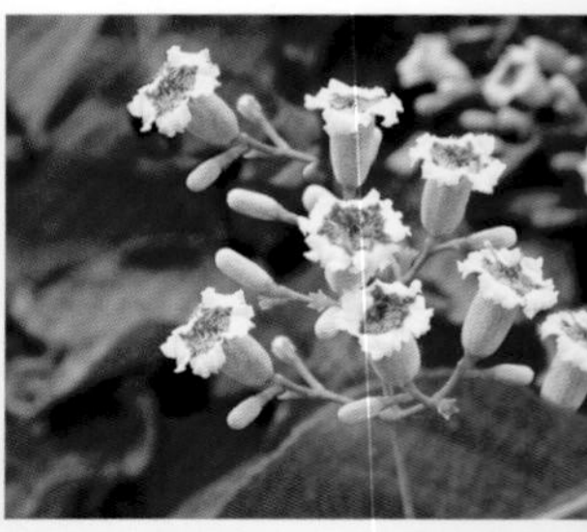

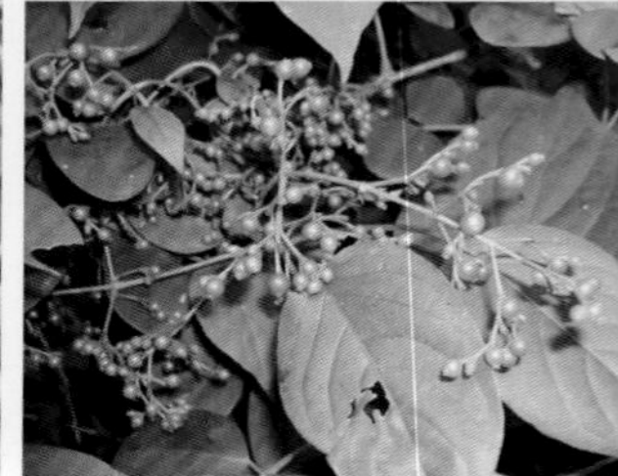

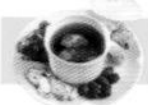

四季药膳养生

鸡屎藤根煲猪小肚

鸡屎藤根 15 克、猪小肚 150 克。猪小肚切成小块，加水煲汤，放入食盐调味。饮汤食肚。功能健脾除湿，消食健胃。适用于食积腹胀，小儿疳积，食欲不振，消化不良等症。

鸡屎藤米糊

鲜鸡屎藤叶 60 克、大米 30 克。大米用清水泡软，一起放入陶盆内捣烂，加水、红糖煮成糊状服食。功能祛风解毒，解暑除湿，消食健胃。适用于肠炎，小儿食滞，眼结膜炎，暑疖，痱子过多等症。

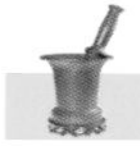

中医传世药方

鸡矢藤消食健胃方

方选源流：《奇方本草》消食方。

中药组成：鸡矢藤、鱼腥草、党参各 20 克，茯苓、白术、炒山楂、神曲、鸡内金、谷麦芽各 10 克，白蔻仁（后下）、陈皮、榔片、甘草各 8 克。

炮制方法：水煎服，每天 1 剂，饭前半小时服药，每天 3 次，5 剂为 1 个疗程，服 3 个疗程。本方药性平和，无毒副作用，是治疗厌食症最好的方剂。

功能主治：消食健胃。适用于小儿厌食症。

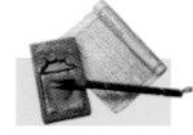

本草纲目附方

鸡矢藤消食方

方选源流：《奇方本草》消食方。

中药组成：鸡矢藤适量。

炮制方法：制成糖浆，用于轻症和无呕吐者。每次服 50 毫升，每天 3 次。

功能主治：解痉止痛，消食健胃。适用于胆道蛔虫病等症。

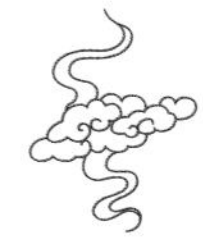

山里红（山楂）

【山楂】别名/鼠查·赤枣子·山里红果·映山红果·棠梨子·酸梅子·山梨

◎《本草纲目》记载山楂：『煮汁服，止水痢。沐头洗身，治疮痒。煮汁洗漆疮。多瘥，治腰痛有效。消食积，补脾，治小儿肠疝气，发小儿疮疹。健胃，行结气，化饮食，消肉积，癥瘕，痰饮，痞满，吞酸，滞血痛胀。』

科属 蔷薇科植物山楂或山里红，其干燥成熟果实入药。山楂属植物全世界约有990种，分布于北半球。中国约有16种，入药用约有8种。

地理分布 1. 山里红 我国华北及山东、河南、安徽、江苏等地均有栽培。主产于山东、河南、河北等地。

2. 山楂 溪边、山谷、林缘及灌木丛中多有生长，我国东北及内蒙古、河北、山西、河南、山东、江苏、陕西、浙江等地也有分布。平原村庄附近也有栽培。

采收加工 秋季果实成熟时采收，切成薄片，干燥。

用法用量 煎服，9～12克。

药理作用 增强心肌收缩力；促进消化；降脂；降压；镇痛，镇静；抗氧化；利尿；抗菌；提高机体免疫力；抗肿瘤等。

性味归经 酸、甘，微温。归脾、胃、肝经。

功能主治 消食健胃，行气散瘀。用于胃脘胀满，肉食积滞，瘀血经闭，泻痢腹痛，心腹刺痛，产后瘀阻，高脂血症，疝气疼痛。

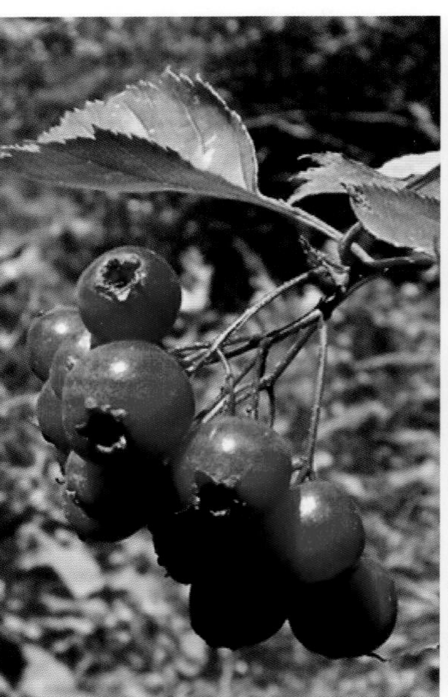

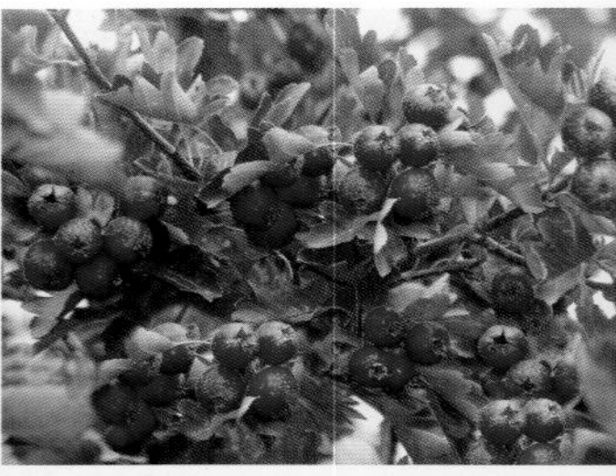

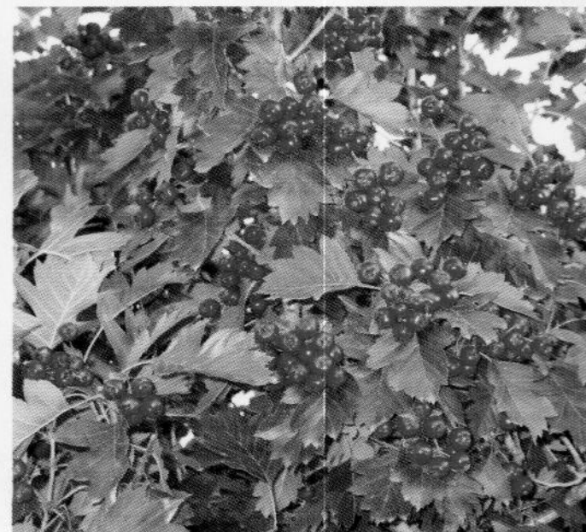

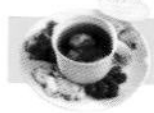

四季药膳养生

山楂核桃茶

山楂50克，白砂糖、胡桃仁各150克。将胡桃仁洗净，加适量清水，用石磨磨成浆，装瓶加适量清水；山楂洗净放入锅加适量清水，用中火煎熬3次，每次15分钟，过滤去渣取浓汁约1 000毫升；把锅洗净后放于火上，倒入山楂汁，加入冰糖待溶化后，入核桃浆，搅拌均匀，烧到微沸出锅服用。每天150毫升，分为2次，代茶饮。🔊 功能益肾补虚。适用于气喘，肺虚咳嗽，腰痛，肾虚阳痿，便干食积纳差，血滞经少，腹痛等症；也可作为冠心病，高血压，老年便秘之膳食。

山楂神糕

生山楂1 000克，神曲20克，莱菔子30克，白糖、琼脂各适量。将上述三味药水煎，待山楂烂熟后碾碎，再煮15分钟，用洁净纱布滤出汁液。把琼脂和白糖加入汁液中煎煮，待黏稠后置凉，凝结成山楂糕状，切块分顿食用。🔊 功能消食化积导滞。适用于食滞肠胃而致的儿童厌食症等。

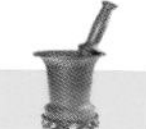

中医传世药方

保和开胃丸

方选源流：《丹溪心法》消导方。

中药组成：山楂180克，茯苓、半夏各90克，神曲60克，陈皮、莱菔子、连翘各30克。

炮制方法：上药研为末，水泛为丸，每服6～9克，温开水或麦芽汤送下。亦可改作汤剂水煎服，用量按原方比例酌减。

功能主治：开胃消食。适用于食欲不振，消化不良，胸脘胀满，泻痢腹痛，少食厌食，恶心呕吐，舌苔厚腻，脉滑等症。

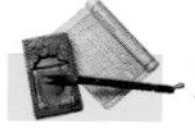

本草纲目附方

食肉不消

山楂肉四两，水煮食，并饮其汁。

老人腰痛及腿痛

山楂、鹿茸（炙）等份，研为末，制成糊丸，如梧子大。每次服一百丸，空腹以白开水送下。

痘疹不快

干山楂研为末，开水送服，疹即出。

偏坠疝气

山楂肉、茴香（炒）各一两，共研为末，制成糊丸，如梧子大。每服一百丸，空腹以白开水送下。

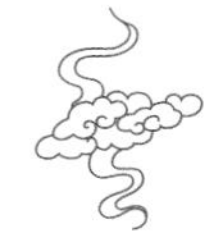

粟（谷芽）

科属 禾本科植物粟，其成熟果实经发芽干燥而成。

地理分布 全国各地普遍栽培。

采收加工 将粟粒用水浸泡后，保持适宜的湿度，待幼芽长到约5毫米时，低温晒干。

用法用量 煎服，9～15克。

药理作用 抗过敏，促进消化等。

性味归经 甘，平。归脾、胃经。

功能主治 健脾开胃，消食和中。用于食积不消，脾胃虚弱，腹胀口臭，食少不饥。炒谷芽偏于消食，用于食少不饥。焦谷芽善于化积滞，用于积滞不消。

【谷芽】别名/蘖米·谷蘖·稻蘖·稻芽

◎《本草纲目》记载谷芽：『快脾开胃，下气和中，消食化积。』

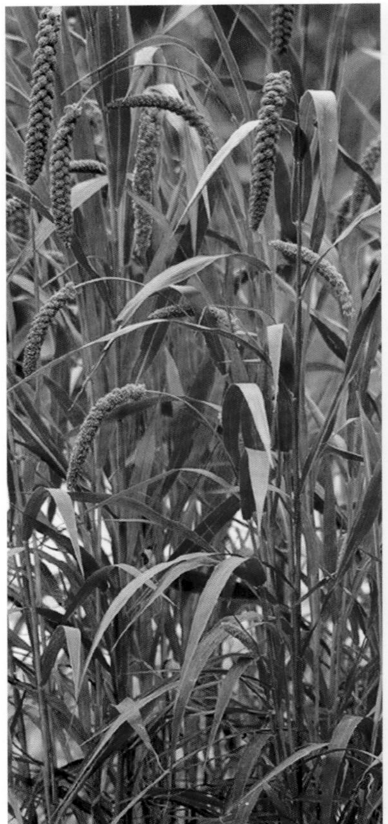

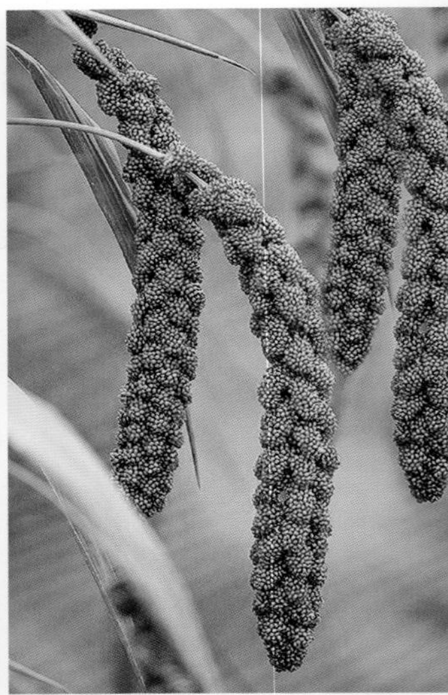

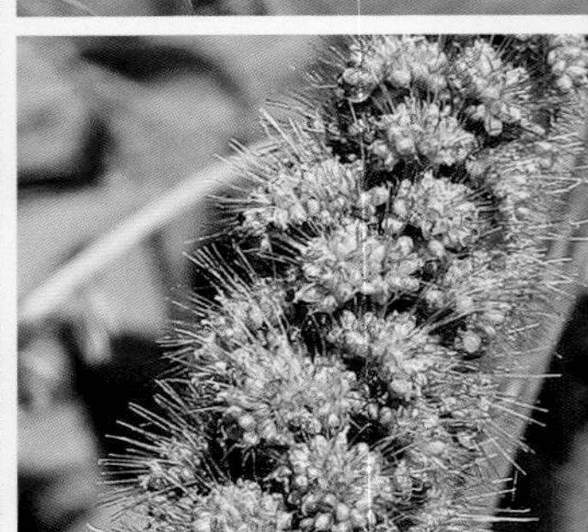

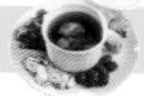

四季药膳养生

谷芽蒸露茶

谷芽。蒸露。多次饮用。🔊 功能健脾开胃，消食和中。适用于病后脾土不健等症。

谷芽姜汁饼

谷芽 120 克、姜汁 6 克、少量食盐。谷芽研磨为细末，加入姜汁、食盐，和匀制饼。每服 5 克，每天 3 次。🔊 功能宽中止呕，醒脾开胃。适用于消化不良，脘闷腹胀，食欲不振，呕恶等症。

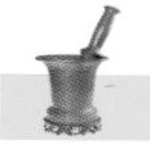

中医传世药方

清热代茶饮

方选源流：《慈禧光绪医方选议》消导方。

中药组成：炒谷芽、焦山楂各 15 克，桑叶 10 克，竹茹 7.5 克，鲜芦根 2 枝，橘红 4 克。

炮制方法：水煎，代茶饮。

功能主治：补脾胃，清利头目。适用于食欲不振，头胀而眩，全身倦怠等症。

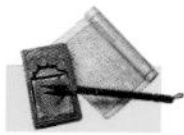

本草纲目附方

启脾进食

谷芽四两，研末，入姜汁、盐少许，和作饼，焙干，入炙甘草、砂仁、白术（麸炒）各一两，共研为末。白汤点服之，或丸服。

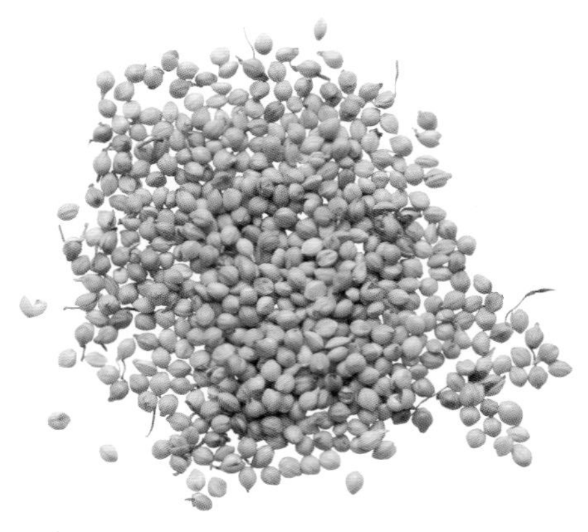

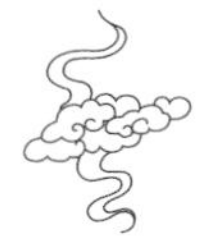

新疆阿魏（阿魏）

科属　伞形科植物新疆阿魏或阜康阿魏，其树脂入药。

地理分布　1. 新疆阿魏　海拔850米左右的荒漠中和带砾石的黏质山坡上多有生长，主产于新疆伊宁。

2. 阜康阿魏　海拔约700米的沙漠边缘地区黏质土壤的水沟边多有生长，主产于新疆阜康。

采收加工　春末夏初盛花期至初果期，分多次由茎上部往下斜割，收集渗出的乳状树脂，阴干后使用。

用法用量　1～1.5克，多入丸散和外用膏药。

药理作用　抗过敏；抗生育；抗炎；免疫抑制等。

性味归经　苦、辛，温。归脾、胃经。

功能主治　散痞，消积，杀虫。用于瘀血癥瘕，肉食积滞，虫积腹痛，腹中痞块。

【阿魏】　别名/熏渠·五彩魏·臭阿魏

◎《本草纲目》记载阿魏：『消肉积，杀小虫，故能解毒辟邪，治疟、痢、疳、劳、尸注、冷痛诸证。』

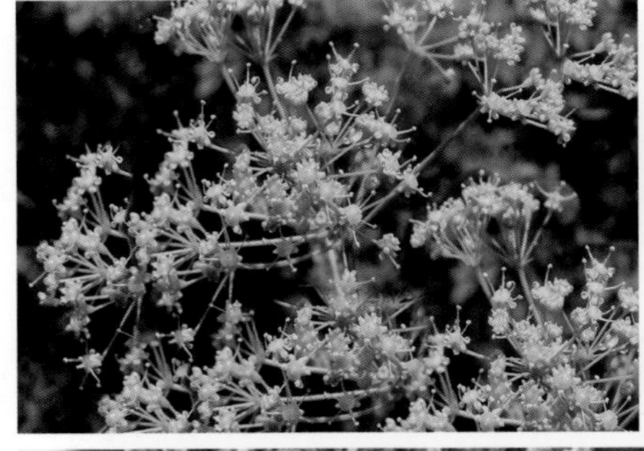

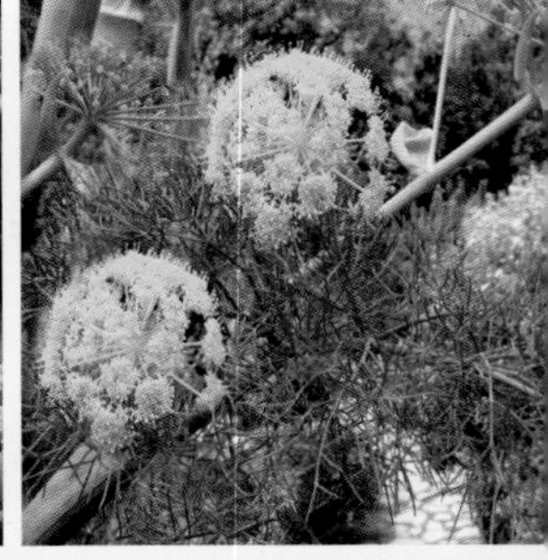

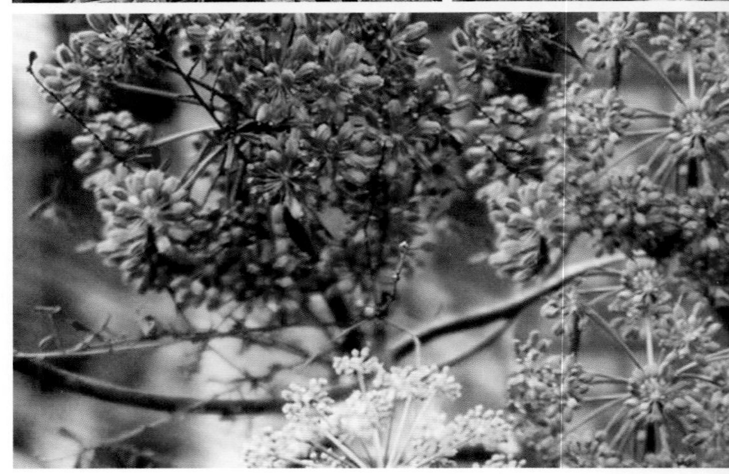

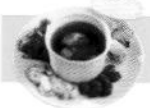

四季药膳养生

阿魏小儿消积散

阿魏3克，炒麦芽、炒神曲、炒鸡内金各60克。共研细末，每次服10克，每天3次。以米汤送服效佳。功能散痞，消积，杀虫。适用于小儿痞积，头发枯焦，面黄肌瘦，腹大颈细等症。

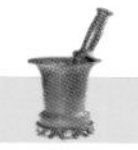

中医传世药方

阿魏消食膏

方选源流：《奇方本草》消食方。

中药组成：阿魏末10克，栀子末、红花末、白面粉各15克，蜂蜜45克，葱白18厘米，麝香1克。

炮制方法：共杵为膏，敷脐，每天换1次。

功能主治：消积杀虫，解表散寒。适用于小儿痞积，营养不良，多汗，睡眠不安，食少腹满，俯卧，手足心热等症。

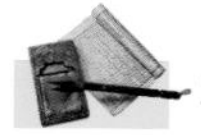

本草纲目附方

脾积结块

鸡蛋五个、阿魏五分、黄蜡一两，同煎化，分十次空腹以水送下。诸物不忌，腹痛无妨。十日后大便下血即愈。

腹内一般痞块

阿魏五钱、五灵脂（炒令烟尽）五钱，共研为末，调狗胆汁和成丸子，如黍米大。每次服三十丸，空腹以唾液送下。忌羊肉醋面。

牙齿虫病

阿魏、臭黄等份，共研为末，制成糊丸，如绿豆大。每取一丸，以棉包裹纳入齿痛一侧的耳中，有效。

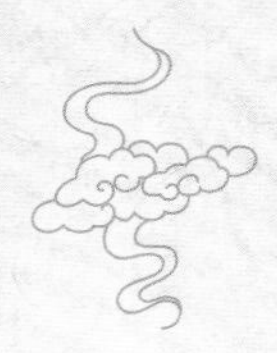

附录

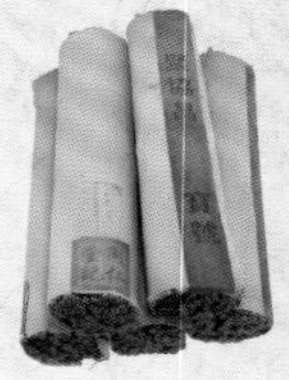

中药鉴别方法

中药饮片的鉴别：主要是经验鉴别（性状鉴别），即通过“眼看”、“水浸”、“口尝”、“舌感”、“鼻闻”、“手摸”及简易可靠的试验（水试、火试），对中药饮片的形状、大小、表面、切面（断面）的色泽、质地、气味等特征，以及试验现象观察分析，从而快捷有效地判断饮片的质量优劣及真伪。

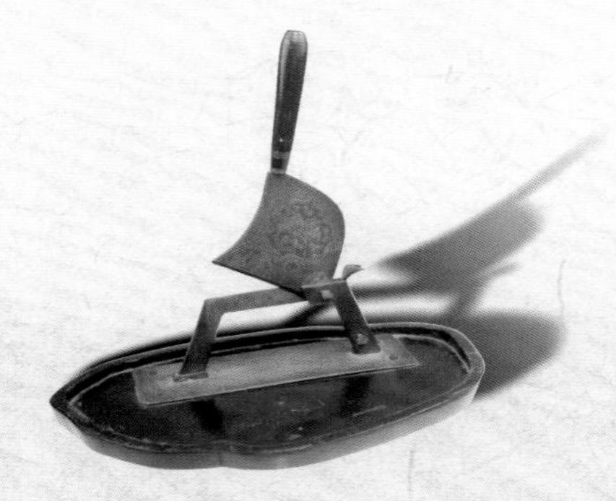

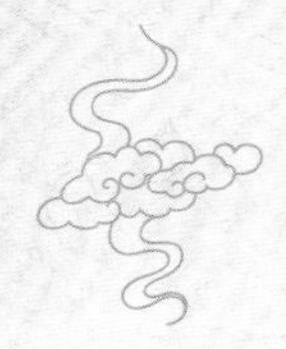

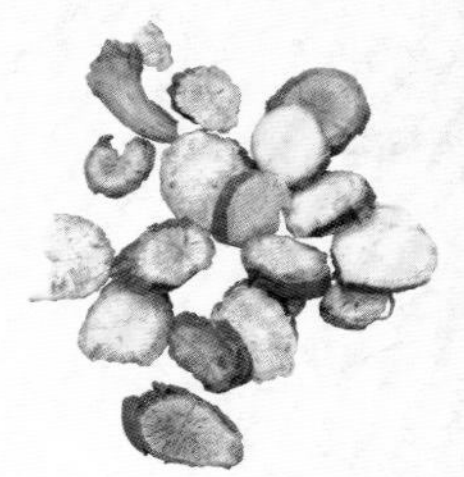

中药炮制方法

本草原料制成药物的传统方法是烘、炮、炒、洗、泡、漂、蒸、煮等。中药的传统煎服多种多样，可根据病情和中医用药的药性决定。煎草药需要精心挑选好容器、水质、火种三项物质，做好泡、煎、挤三项工作，如其中哪个环节有误，都可能影响草药药效。

器皿的选择 煎药容器应注意其容量的大小，方便药物浸泡。煎煮中药的容器，古今传统多选用砂锅，陶器、瓦罐等，如今也可使用不锈钢容器，最好不用铜、铁、铝等金属器皿，避免引起化学反应，使药效消失乃至起相反的药理作用。

水的选择 煎煮中药需使用清洁水，最好使用井水或泉水等。放水量应以浸过全部中药并高出 3 厘米为好，煎后所剩药液一茶杯或一碗（280 毫升左右）。

火候的控制　煎中药的火种通常是“先武后文”，可先用武火将草药快速煮开，然后改用文火保持药液稍微沸腾，使药物成分有效释放出。滋补药多宜文火，解表剂、清热剂、芳香药用武火煮。

泡的时间　在炮制中药的有效成分中，煎药方法一般先将药物用冷水浸泡20分钟。其中以花、叶、茎类为主，浸泡15分钟；根、种子、根茎、果实类，浸泡30分钟。头次煎后就不再用冷水泡了，加水直接煎煮即可。

挤渣取汁　中药煎煮好以后，倒出药汁，最好再用纱布挤渣取汁，因为药渣容易吸附中药的有效成分，避免浪费及药渣喝入胃中。

煎药技巧　由于药物特性和治疗用途的不同，古代传统煎煮中药时有先煎、后下、包煎、另煎、烊化、冲服、泡服、煎汤代水的几种方法。将煎煮好的中药晾置起来，等温度下降到37℃以下再服用最佳。

先煎　为了增加药物的溶解程度，充分发挥疗效，炮制更方便煎煮。矿石类，如生石膏、自然铜、赤石脂、龙骨、鳖甲等，可打碎先煎20分钟。有毒类，如泽漆、乌头、附子等，需先煎。植物类，如白果、天竺黄、槟榔、藏青果等，只有先煎更有效。

后下 为了减少某些挥发的损耗，有效成分免于分解破坏，可后下煎煮。芳香类，含挥发油物质的药物，如红花、薄荷、檀香、玫瑰花。不宜久煎的植物，如槐花、钩藤、杏仁等。

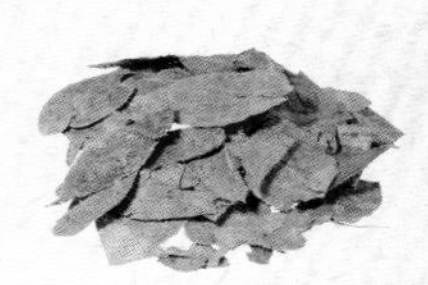

包煎 采取包煎，为避免因茸毛脱落入汤液中而刺激咽喉。花粉类、细小种子类、细粉等，需用纱布包好与其他草药同煎。茸毛类，如鸡冠花、蒲公英等。

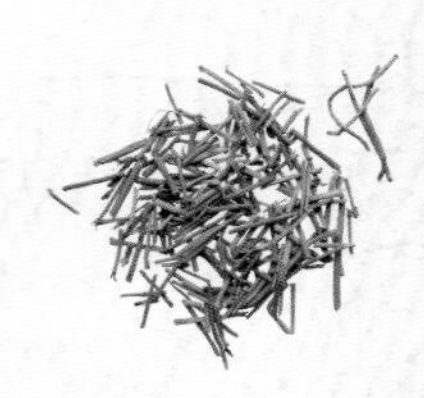

另煎 先切片单独用碗隔水炖 1 小时，后将药汁单独服用或冲入其他药液中。如犀角、羚羊角、人参等贵重药物。

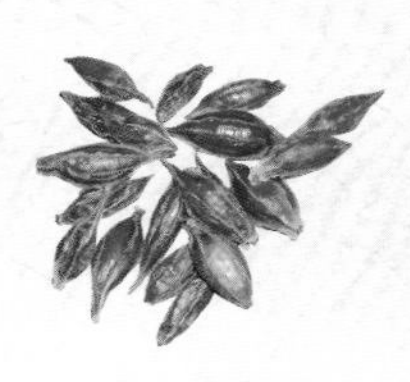

烊化 可放在去渣后的药汁中，趁热在容器里搅拌再煮开，即可服用。如阿胶、蜂蜜等容易溶解的药，易黏附在锅底。

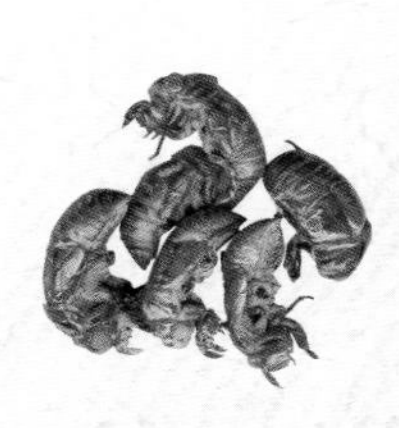

冲服 不宜煎煮的药物研成细末，用温水冲服。如熊胆、麝香、鹿茸等贵重药品。

泡服 指直接用开水浸泡半小时后服用。如丹参、枸杞、麦冬、金银花、胖大海等。

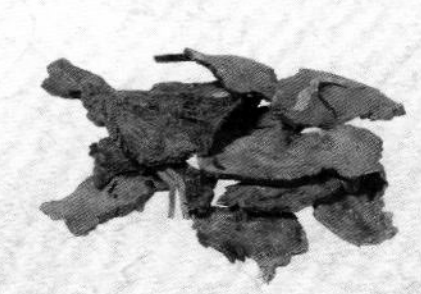

煎汤代水 为了防止药液混浊（如海金沙、灶心土），一锅煎不完（如糯稻根须、玉米须），可先单独煎煮，取其清液代替水煎药。

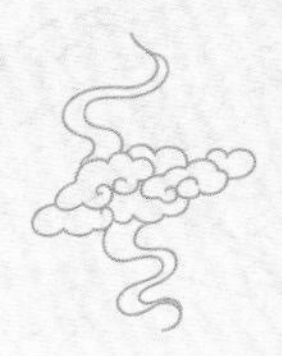

中药服用方法

按照传统中医服药时间，人体十二脏器的气血运行与时辰密切相关，不同的中药应选择合适的时间进服。

服药与进食的先后顺序

在胸膈以上的疾病，如肝、肺、头面部疾患，通常先进食后服药，这样可以使药物向上走，更好地接近病位。

在胸腹以下的疾病，如脾、胃、胆、肛肠处疾患，通常是先服药后进食，这样使药物能够下沉靠近病灶，更好地发挥治疗作用。

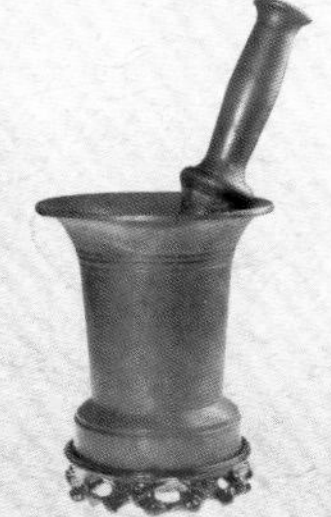

病在四肢血脉，最好选择早晨空腹服药，以使药物更好地循环。

病灶在骨髓的患者，应选择在晚上吃饭以后服药，这样可使药物循序渐进被吸收。

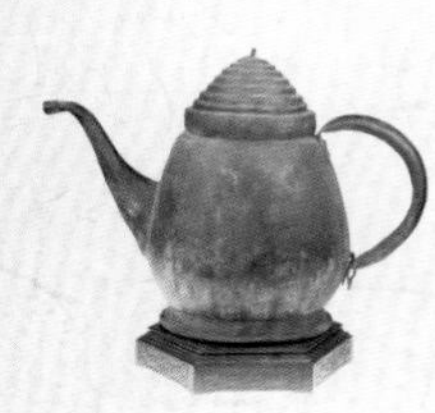

不同的中药应选择不同的进服时间

补肾药、行水利湿药、催吐药，应在清晨前服用为佳。

发汗解表药，快到中午的时候，阳气升腾，身体血液循环快，此时服用更利于抵御外邪。解表药如治风寒感冒药应趁热服用，并在服后加衣盖被，或进食少量热粥，以增强发汗的效果。要阴阳平衡，寒证要热服，热证要凉服。

驱虫药、泻下药，适宜在夜晚空腹服用。

滋阴养血药，在晚间 21 ～ 23 时是肾脏功能最虚的时候，这时服用能加快吸收，更好地发挥养气养血补遗的作用。

安神药，应在临睡前服，以便卧床后及时进入睡眠状态。

不同剂型的中药应选择相应的服法

丸剂、颗粒剂，可以直接用温开水送服。散剂、粉剂，可用蜂蜜调和服用，或是装进胶囊中吞服，以免呛入喉咙。蜜膏剂，以开水冲服。冲剂，可直接用开水冲服。糖浆剂，可直接吞服。

“本草纲目附方”用药剂量对照

古今医学常用质量单位对照表

一厘	约等于 0.03 125 克
一分	约等于十厘（0.3 125 克）
一钱	约等于十分（3.125 克）
一两	约等于十钱（31.25 克）
一斤	约等于十六两（500 克）

古代医家用药剂量对照表

一方寸匕	约等于 2.74 毫升，或金石类药末约 2 克；草木类药末约 1 克
一钱匕	约等于 5 分 6 厘，约 2 克
一刀圭	约等于一方寸匕的十分之一
一撮	约等于四圭
一勺	约等于十撮
一合	约等于十勺
一升	约等于十合
一斗	约等于十升
一斛	约等于五斗
一石	约等于二斛或一小斗
一铢	一两等于二十四铢
一枚	以较大者为标准计算
一束	以拳尽量握足，去除多余部分为标准计算
一片	以一钱重量作为一片计算
一茶匙	约等于 4 毫升
一汤匙	约等于 15 毫升
一茶杯	约等于 120 毫升
一饭碗	约等于 240 毫升